Die akute Poliomyelitis bzw. Heine-Medinsche Krankheit

Von

Dr. Ivar Wickman
Privatdozent am Karolinischen Institut zu Stockholm

Mit 12 Textabbildungen und 2 Tafeln

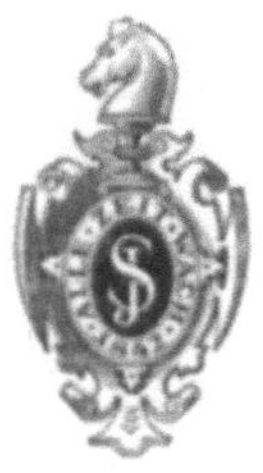

Springer-Verlag Berlin Heidelberg GmbH 1911

ISBN 978-3-662-38624-8 ISBN 978-3-662-39480-9 (eBook)
DOI 10.1007/978-3-662-39480-9

Ursprünglich erschienen bei Julius Springer in Berlin 1911

Inhaltsverzeichnis.

Die akute Poliomyelitis bzw. Heine-Medinsche Krankheit.

Geschichtliche Übersicht. Die seit vielen Jahren unter dem Namen „spinale Kinderlähmung", „akute Poliomyelitis" u. a. m. bekannte Krankheit ist in den letzten Dezennien, ganz besonders aber seit 1905, in mehr oder weniger ausgebreiteten Epidemien aufgetreten. Unsere Kenntnisse sind dadurch wesentlich erweitert und vertieft worden. Es zeigte sich nämlich, daß die Erkrankung eine weit vielgestaltigere ist, als man dies nach den älteren Beschreibungen hätte annehmen können. Ja, die Abweichungen sind so groß, daß selbst Forscher mit sehr großer Erfahrung sich fragten, ob es sich hier wirklich um eine und dieselbe Krankheit handele, ob nicht die „epidemische spinale Kinderlähmung" eine neue Krankheit sei, die sich von der altbekannten klassischen, nur in sporadischen Fällen auftretenden, unterschiede.

Als Sammelnamen für sämtliche Krankheitsbilder, die von dem Virus der akuten Poliomyelitis hervorgerufen werden, hat Wickman die Bezeichnung Heine-Medinsche Krankheit vorgeschlagen, die auch besonders in Österreich und Deutschland von verschiedenen Forschern, die ausgedehntere persönliche Erfahrungen während Epidemien gewinnen konnten, angenommen wurde.

Die spinale Kinderlähmung soll zuerst von Underwood am Ende des 18. Jahrhunderts geschildert sein. Indessen gebührt v. Heine (1840) das Verdienst, sie von anderen mehr oder weniger ähnlichen Symptomenkomplexen, besonders solchen cerebralen Ursprungs, unterschieden zu haben. Durch Duchenne wurde das Verhalten der atrophischen Muskeln bei faradischer, durch Erb bei galvanischer Reizung festgestellt. Sonst erfuhr die klinische Forschung in der Folgezeit erstaunlich wenig Bereicherung, bis Medin seine bedeutungsvollen und umgestaltenden Beobachtungen bei der Epidemie in Stockholm 1887 veröffentlichte. Medin konnte dabei als besondere Formen der Krankheit außer der bekannten spinalen die bulbäre, die polyneuritische, die ataktische und die encephalitische unterscheiden, von denen die letztere schon früher von Strümpell und von Pierre Marie aus theoretischen Gründen postuliert worden war. Die hohe klinische Bedeutung der Arbeit Medins wurde lange fast vollständig übersehen, und erst die Erfahrungen der in den letzten Jahren auftretenden Epidemien haben dieselbe in das richtige Licht gesetzt. Die erste von diesen großen Epidemien der letzten Jahre trat 1905 etwa gleichzeitig in Schweden und Norwegen auf. Wickman schilderte 1907 die schwedische Epidemie in einer größeren Arbeit und konnte dabei außer den früher erwähnten noch zwei oder drei neue Formen unterscheiden, nämlich die meningitische, die abortive und die unter dem Bilde der Landryschen Paralyse verlaufende. Als Grundlage für das letzterwähnte Krankheitsbild war zwar gelegentlich eine akute Poliomyelitis gefunden worden, es war aber früher übersehen worden, daß die meisten tödlichen Fälle unter dem genannten Symptomenkomplex verlaufen. Nach diesen Untersuchungen trat die Erkrankung mehr als eine allgemeine Infektionskrankheit mit spezifischer Lokalisation im zentralen Nervensystem hervor. Es folgten dann, um hier nur die größeren Arbeiten zu nennen, der Bericht von Leegaard (1909) über die norwegische Epidemie 1905, der von Zappert u. a. (1909) über die österreichische 1908, der amerikanische Sammelrapport (1910) über die Newyorker Epidemie 1907 und schließlich die an eigenen Beobachtungen reiche Arbeit von Ed. Müller (1910) über die Epidemie in Hessen-Nassau 1909.

Den klinischen Untersuchungen folgten solche über die pathologische Anatomie und Pathogenese der Erkrankung. Seitdem Prévost und Vulpian 1865 in einem längst abgelaufenen Falle eine Atrophie des Vorderhorns und der motorischen Ganglienzellen und Roger und Damaschino 1871 die Veränderungen im Reparationsstadium geschildert hatten, gab Rißler 1888 die erste grundlegende Beschreibung des pathologisch-anatomischen Prozesses im akuten Stadium. Er konnte dabei die akuten Entzündungserscheinungen an dem Gefäßapparat und die Degeneration der Ganglienzellen feststellen. In der Folgezeit kamen nur vereinzelte, spärliche Fälle zur Untersuchung, so von Dauber, Goldscheider, Siemerling, Redlich u. a. Die erste Arbeit, die auf einer größeren Reihe von frischen Fällen fußte, veröffentlichte Wickman 1905. Durch diese Untersuchungen und durch die folgenden von Forßner und Sjövall, Harbitz und Scheel, Marburg, Beneke, Strauß u. a. scheint die pathologische Anatomie des akuten Stadiums ziemlich festgestellt zu sein, und zwar handelt es sich dabei um eine Meningoencephalopoliomyelitis acuta. Die Veränderungen des chronischen Stadiums waren schon längst außer durch die oben erwähnten besonders durch die Untersuchungen von Charcot und Joffroy, Roth, Fr. Schultze u. a. bekannt geworden.

Der Angelpunkt, um den sich fast alle diese pathologisch-anatomischen Untersuchungen drehten, war die Pathogenese. Der erste Versuch, den Krankheitsprozeß zu deuten, wurde von Charcot gemacht, der denselben als eine primäre Degeneration der Ganglienzellen, eventuell mit sekundärer Beteiligung des Gefäßapparates auffaßte. Damit war eine sehr einfache und anscheinend zutreffende Erklärung gegeben, die auch mit der klinischen Erfahrung über die Krankheit als eine Systemerkrankung in Einklang stand. Indessen fassen fast alle Untersucher von frischen Fällen, wie soeben erwähnt wurde, den Prozeß als einen echt entzündlichen auf, wobei einige den Untergang der Ganglienzellen hauptsächlich für eine Folge der entzündlichen Veränderungen, andere aber die beiden Erscheinungen für koordinierte Prozesse halten. Die Ursache, warum hierbei hauptsächlich die Vorderhörner befallen sind, sehen die meisten nach dem Vorgange von Pierre Marie darin, daß die Arteria centralis betroffen ist. Gegen diese Theorie hat Wickman die Lehre von der lymphogenen Entstehung der Krankheit aufgestellt. Die neueren experimentellen Untersuchungen scheinen die Richtigkeit dieser Hypothese zu bestätigen.

Von der Natur der Krankheit machte man sich in der ersten Zeit ziemlich ungenaue Vorstellungen, bis Strümpell und Pierre Marie dieselbe auf Grund des allgemeinen Verhaltens mit fieberhaftem Beginn usw. als eine Infektion hinstellten. Diese Ansicht erhielt eine weitere Stütze durch den Nachweis, daß die spinale Kinderlähmung epidemisch auftreten kann. Eine Epidemie von sicher diagnostizierter spinaler Kinderlähmung wurde zuerst von dem schwedischen Arzte Bergenholtz 1881 beobachtet. In der Folgezeit wurden dann mehrere ähnliche beobachtet, fast sämtliche aber von geringem Umfange. Die bekanntesten sind die von Medin beschriebenen, die in Stockholm 1887 und 1895 auftraten. Es konnte aber weder hierbei, noch bei den anderen Epidemien, die Verbreitungsart der Krankheit festgestellt werden. Dies gelang erst Wickman gelegentlich der schwedischen Epidemie von 1905. Durch Heranziehen von unzweideutigen abortiven Formen und eventuellen Zwischenträgern konnte er den Nachweis führen, daß die Heine-Medinsche Krankheit sich nach der Art der kontagiösen Krankheiten verbreitet, durch Übertragung von Person zu Person, was z. T. in späteren Epidemien z. B. von Ed. Müller, P. Krause u. a. bestätigt wurde.

Wenn also schon manche Fragen aufgeklärt sind, so harren andere noch ihrer Beantwortung. Eine von diesen betrifft den Krankheitserreger selbst. Es sind nun in den letzten Jahren eine ganze Reihe sehr interessanter Untersuchungen über experimentelle Affenpoliomyelitis veröffentlicht worden, die Licht auf mehrere vorher vollständig dunkle oder völlig unbekannte Verhältnisse geworfen haben. Die Übertragung auf Affen gelang zuerst Landsteiner und Popper. Von den Resultaten der experimentellen Untersuchungen, an denen sich mehrere Forscher (Flexner und Lewis, Landsteiner und Prasek, Knöpfelmacher, Leiner und v. Wiesner, Römer, Römer und Joseph, Levaditi und Landsteiner, Netter und Levaditi u. a.) beteiligt haben, kann an dieser Stelle nur so viel erwähnt werden, daß als sicher angenommen werden muß, daß der Erreger der akuten Poliomyelitis nicht der Klasse der gewöhnlichen Bakterien angehört, sondern als filtrierbares Virus angesehen werden muß und daß das Virus sich im Rückenmarke bzw. im zentralen Nervensystem findet.

Über die epidemische und sporadische akute Poliomyelitis. Es dürfte nicht unangemessen sein, hier auf die Verhältnisse hinsichtlich der epidemischen und sporadischen akuten Poliomyelitis einzugehen. Tatsächlich haben sich wie schon erwähnt, mehrere Stimmen gegen eine Identifizierung der beiden Krankheitszustände erhoben, und es wurde die Behauptung aufgestellt, daß es sich hier um zwei verschiedene Krankheiten handle. Die Gründe, auf die sie sich dabei stützen, sind hauptsächlich folgende. Das Symptomenbild der Heine-Medinschen Krankheit sei ein vielgestaltigeres als dasjenige der klassischen spinalen Kinderlähmung, besonders seien die Kopfnerven in einer großen Reihe von Fällen mitbefallen, was bei letzterer nicht der Fall sein soll. Von der epidemischen Poliomyelitis sollen auch Erwachsene in einem größeren Prozentsatz ergriffen werden. Weiter soll die sporadische Poliomyelitis nur selten letal verlaufen, während dagegen die epidemische einen nicht unbeträchtlichen Mortalitätsprozentsatz zeigt. Und schließlich wird gerade das epidemische Verhalten als ein durchgreifendes Unterschiedsmerkmal angeführt.

Es soll nun gegen den ersten Einwand, gegen die verschiedenartige Symptomatologie ganz im allgemeinen betont werden, daß selbstverständlich eine ganz andere Gelegenheit zu klinischen Beobachtungen sich bieten muß, wenn man ziemlich gleichzeitig Hunderte von Fällen untersuchen kann, als wenn man von Jahr zu Jahr einen oder mehrere Fälle zu sehen bekommt, und daß man unter solchen Umständen einen Zusammenhang zwischen Symptomenkomplexen entdecken kann, die früher als ganz verschiedene Erkrankungen angesehen wurden. Weiter muß mit Nachdruck hervorgehoben werden, daß bei der Heine-Medinschen Krankheit die spinale Form, die klassische spinale Kinderlähmung, den Kern bildet. Aus späteren Angaben über die Lokalisation der Lähmungen ist ersichtlich, wie die Extremitätenlähmungen besonders an den Beinen überwiegen. Es kann kein Zweifel darüber bestehen, daß dieses Krankheitsbild vollständig mit demjenigen der alten spinalen Kinderlähmung übereinstimmt. Auch sind die Veränderungen sowohl im akuten wie im chronischen Stadium, wie zahlreiche Untersuchungen ergeben haben, vollständig identisch. Zu diesen Beweisen haben nun Netter und Levaditi einen weiteren außerordentlich interessanten gefügt. Sie haben zeigen können, daß das Serum eines schon seit 3 Jahren abgelaufenen Falles von sporadischer akuter Poliomyelitis in vitro das Virus der epidemischen Poliomyelitis zerstört.

Indessen möchte ich hier auf einige Eigentümlichkeiten bei dem Auftreten der Heine-Medinschen Krankheit und auf einige Umstände hinweisen, die es erklärlich machen, wie die Ansicht von der Verschiedenheit der betreffenden Affektionen hat aufkommen können.

Es soll erstens besonders hervorgehoben werden, daß die Heine-Medinsche Krankheit eine ziemlich starke Variabilität zeigt. Das macht sich geltend sowohl in den verschiedenen Epidemien, wie in den verschiedenen Herden derselben Epidemie, ja selbst innerhalb verschiedener Gruppen desselben Herdes. Dies wiederholt sich auch bei den verschiedenen Untersuchern und Autoren. So bekommt der eine fast lauter typische Fälle zu sehen, während ein anderer, dessen Material zudem vielleicht gering ist, eine ganze Reihe atypischer Fälle beobachten kann. Ich kann in dieser Beziehung keine besseren Beispiele anführen als Medin, Nonne und Spieler, die alle drei bei einem nach unseren jetzigen Begriffen ziemlich kleinen Materiale eine ganze Reihe ungewöhnlicher Formen beobachten konnten.

Daß auch bezüglich der Prognose zwischen der sporadischen und epidemischen akuten Poliomyelitis keine so großen Verschiedenheiten, wie dies von einigen Seiten behauptet wird, bestehen, werde ich später zeigen.

Was aber schließlich den Unterschied in dem epidemischen Verhalten betrifft, so bestehen alle möglichen Übergänge von anscheinend vollständig sporadischen zu gehäuften und mehr oder weniger ausgesprochenen epidemischen Fällen. In dieser Beziehung scheint mir das Verhalten, das ich bei dem Auftreten der Krankheit in Schweden 1905 für die sporadischen Fälle feststellen konnte, wichtig. Bei der kartographischen Aufnahme zeigte es sich nämlich, daß die vereinzelten Fälle in Gruppen auftraten, und daß innerhalb derselben meist eine kontinuierliche Verbreitung von Gegend zu Gegend nachgewiesen werden konnte. Dies war auch der Fall in solchen Teilen des Landes, die nicht in epidemischer Weise heimgesucht wurden, sondern wo die Krankheit gerade in der gewöhnlichen Art mit nur sporadischen Fällen sich zeigte.

Wie aus dem Obigen hervorgehen dürfte, kann kein Zweifel darüber bestehen, daß die epidemische und sporadische Poliomyelitis dieselbe Krankheit ist.

Ätiologie. Früher nahm man als ätiologische Momente für die spinale Kinderlähmung verschiedene sehr ungleichartige Schädlichkeiten an, z. B. Traumen, Erkältungen, Dentitio difficilis usw. Ausnahmsweise wurden auch infektiöse Krankheiten, Scharlach, Masern, Pneumonie u. a. angeschuldigt, und dabei war man offenbar der Ansicht, daß das Virus der betreffenden Infektionskrankheiten unter Umständen eine spinale Kinderlähmung hervorrufen könnte.

Dann stellten Strümpell im Jahre 1884 und etwas später Pierre Marie die Lehre auf, daß die spinale Kinderlähmung als eine selbständige Infektionskrankheit aufzufassen sei. Die Beobachtungen über das epidemische Auftreten der Krankheit und die experimentellen Untersuchungen haben nun diese Anschauungen in vollem Maße bestätigt.

Natürlich begann man bald nach einem spezifischen Mikroorganismus zu suchen; da aber der Nachweis eines solchen weder in Kulturen noch in Rückenmarksschnitten gelang, nahm man an, daß die Rückenmarksveränderungen auf Einwirkung eines Toxins zurückzuführen seien.

Indessen sind in dem letzten Jahrzehnte von verschiedenen Autoren in der Spinalflüssigkeit auch Mikroorganismen wechselnder Art gefunden worden. Über solche Befunde berichteten Fr. Schultze, Concetti, Looft und Dethloff u. a., deren Untersuchungen nur vereinzelte Fälle betrafen, ebenso wie Geirsvold und Potpeschnigg, die beide über eine größere Reihe von Fällen mit übereinstimmenden Resultaten Mitteilungen machten. Es handelte sich bei den erwähnten Untersuchungen zumeist um einen dem Weichselbaumschen Mikrokokkus ähnlichen Organismus. Von einer ganzen Reihe Untersucher wurden aber bei gleichartigem Materiale im ganzen nur negative Befunde erhoben. Ebenfalls blieben die Versuche, einen Mikroorganismus in Schnitten nachzuweisen, erfolglos. Dagegen hat Bonhoff durch die Mannsche Färbung in den Gliazellen Einschlüsse dargestellt, die er für spezifisch hält.

Die experimentellen Untersuchungen über Poliomyelitis haben nun gelehrt, daß die gefundenen Bakterien nichts mit der Ätiologie der Heine-Medinschen Krankheit zu tun haben, sondern, falls sie nicht auf Verunreinigungen beruhen, höchstens als zufällige Befunde angesehen werden müssen.

Experimentelle Untersuchungen über Affenpoliomyelitis. Ehe ich auf die in der letzten Zeit erfolgreich ausgeführten Überimpfungen auf Affen eingehe, möchte ich frühere experimentelle Untersuchungen über akute Poliomyelitis in aller Kürze erwähnen. Solche sind mit verschiedenen Bakterien von Roger, Gilbert und Lion, Vincent, Enriquez und Hallion, Thoinot und Masselin, Crocq fils, Ballet, von Charrin und Claude gemacht worden. Wie ich an anderer Stelle gezeigt zu haben glaube, ist es keinem der genannten Untersucher geglückt, ein Krankheitsbild und mit demselben zusammenhängende Veränderungen hervorzurufen, die auch nur eine entfernte Ähnlichkeit mit der akuten Poliomyelitis darbieten. Ich selbst konnte auch bei meinen ziemlich umfangreichen experimentellen Untersuchungen mit intravenösen Streptokokken-Injektionen nur negative Resultate erzielen. Es wäre auch höchste Zeit, daß die Angaben über die oben erwähnten experimentellen Untersuchungen aus der Literatur verschwinden.

Die ersten Forscher, denen es gelang, eine unzweifelhafte experimentelle Poliomyelitis hervorzurufen, waren Landsteiner und Popper. Sie verimpften ein Stück des Rückenmarkes eines an akuter Poliomyelitis verstorbenen Knaben intraperitoneal an einen Affen und konnten dabei eine mit Lähmung einhergehende Erkrankung hervorrufen und den typischen pathologisch-anatomischen Befund einer akuten Poliomyelitis feststellen. Die Befunde von Landsteiner und Popper wurden von verschiedener Seite bestätigt und bedeutend erweitert. Die diesbezüglichen Untersuchungen von Landsteiner und Prasek, Flexner und Lewis, Knöpfelmacher, Leiner und v. Wiesner, Römer, Römer und Joseph, ebenso wie von Levaditi und Landsteiner, Netter und Levaditi, die ziemlich gleichzeitig und voneinander unabhängig ausgeführt wurden, haben viele interessante Tatsachen an den Tag gebracht.

Es soll im Vorbeigehen erwähnt werden, daß man auch mit einer ganzen Reihe anderer Tiere Versuche gemacht hat, ohne dabei zu sichern positiven Resultaten gelangt zu sein. So haben Flexner und Lewis, die in dieser Beziehung wohl die zahlreichsten Versuche angestellt haben, durch intracerebrale Impfungen an Meerschweinchen, Kaninchen, Pferden, Kälbern, Ziegen, Schweinen, Schafen, Ratten, Mäusen, Hunden und Katzen die Krankheit nicht hervorrufen können. Auch fast alle übrigen Untersucher fanden andere Tiere als Affen gegen dieselbe refraktär. Dagegen gelang sowohl Krause und Meinecke wie Lentz und Huntemüller die erfolgreiche Übertragung auf Kaninchen durch hämatogene Injektion ebenso wie die Rückimpfung auf Affen. In dem Rückenmarke der Kaninchen wurden geringfügige pathologisch-anatomische Veränderungen nachgewiesen. Meinicke erklärt die negativen Ergebnisse der meisten übrigen Untersucher bei Kaninchen dadurch, daß nur gewisse Rassen empfänglich sind und daß das Infektionsmaterial in zu kleiner Dosis eingespritzt wurde. Letzterer Umstand spielt aber bei den Affen keine Rolle, da hier selbst minimale Mengen genügen, um die Krankheit hervorzurufen. So scheinen mir bei den widersprechenden Befunden der Autoren bezüglich der Kaninchenpoliomyelitis bis auf weiteres nur die Affen als sichere Versuchstiere betrachtet werden zu können, bei denen nur in Ausnahmefällen die Impfung fehlschlägt.

Was das klinische Bild der Affenpoliomyelitis betrifft, so stimmt dasselbe, von kleineren Abweichungen abgesehen, sehr nahe mit demjenigen überein, das wir beim Menschen finden. Der wichtigste Unterschied scheint mir das Fehlen des fieberhaften Initialstadiums zu sein, und daß die Krankheit oft fieberlos, ja sogar mit subnormalen Temperaturen verläuft. Dagegen lassen sich oft Prodromalsymptome kurze Zeit vor dem Auftritt der Lähmungen nachweisen. In anderen Fällen scheinen erstere aber vollständig zu fehlen. Die Lähmungserscheinungen entwickeln sich in schneller Reihenfolge, befallen meist die Beine und zeigen bei den Überlebenden die Charaktere der schlaffen Lähmung (Atrophie und Verlust der Reflexe). Die Mortalität ist sehr groß, nach den Erfahrungen von Flexner und Lewis an 81 Affen 54,3 Prozent. Das Inkubationsstadium beträgt von der Injektion bis zum Auftreten der Lähmungen nach den beiden erwähnten Autoren im Mittel 9—10 Tage, mit einem Minimum von 4 und einem Maximum von 33 Tagen.

Das pathologisch-anatomische Bild stimmt — vielleicht von einem später zu erwähnenden Befunde von Leiner und v. Wiesner abgesehen — mit demjenigen vollständig überein, das beim Menschen sich nachweisen läßt.

Die wichtigsten Resultate, die durch diese experimentellen Untersuchungen gewonnen wurden, sind jene, die sich auf die Ätiologie und Pathogenese beziehen. Es soll zu allererst hervorgehoben werden, daß bei den Sektionen sowohl von Menschen wie von Affen sämtliche Untersucher bei Verwendung von Rückenmark, Cerebrospinalflüssigkeit, Blut usw. zu Züchtungsversuchen, ebenso wie bei Untersuchung von Schnitten aus dem Rückenmark, durchgehends negative Resultate erhalten haben, trotzdem wohl alle erdenklichen Untersuchungsmethoden zur Verwendung gekommen sind. Die Mißerfolge, die schon früher in dieser Beziehung zu verzeichnen gewesen waren, gaben, wie erwähnt, Anlaß zu der von vielen Autoren angenommenen Lehre von der Poliomyelitis als einer Toxinkrankheit. Diese Vermutung haben nun die experimentellen Untersuchungen als unrichtig erwiesen. Das Virus muß sich im Rückenmarke finden. Wenn man nämlich virulentes Material in das Gehirn injiziert, so wird das Rückenmark virulent und man kann von diesem mit positivem Resultat neue intracerebrale Inokulationen vornehmen. In dieser Weise ist das Virus durch viele Affengenerationen gezüchtet worden.

Das Virus zeigt eine ganz besondere Affinität zum Rückenmark. Wo immer es injiziert wird, lokalisiert es sich auf dieses Organ, kann aber im Blut, der Milz und den meisten anderen Organen der Affen nicht nachgewiesen werden. Dagegen scheint es auf verschiedenen Wegen wieder eliminiert zu werden. So hat sich das Virus nach intracerebraler Inokulation in den Speicheldrüsen, in der Nasenschleimhaut und in den Mesenterialdrüsen nachweisen lassen. Im Rückenmarke bleibt es einige Zeit infektionsfähig, verschwindet aber anscheinend nach nicht allzu langer Zeit. Wenigstens fanden Levaditi und Landsteiner das Rückenmark nach etwa 6 Wochen nicht mehr virulent.

Es ist weiter die sehr interessante Tatsache erwiesen worden, daß das Virus der akuten Poliomyelitis nicht der Klasse der gewöhnlichen Bakterien angehört. Es passiert nämlich bakteriendichte Filter (Berkefeld u. a.). Das vollständig helle, nach gewöhnlichen Methoden sterile Filtrat ist infektiös. Das Virus gehört also zu der Klasse, die wir zurzeit als filtrierbare bezeichnen, in Ähnlichkeit mit dem Lyssavirus, mit dem der Mikroorganismus der akuten Poliomyelitis sehr viele Berührungspunkte hat. Einer von diesen ist das Vermögen, der Einwirkung von Glycerin zu widerstehen, eine Eigenschaft, die den gewöhnlichen Bakterien nicht zukommt. Römer und Joseph fanden das Virus sogar nach einem nahezu fünfmonatlichen Aufenthalt in unverdünntem Glycerin noch infektionstüchtig und anscheinend vollvirulent. Andere Untersucher wollen doch eine Abschwächung des Virus bei allzu langer Konservierung in Glycerin beobachtet haben.

Das Poliomyelitisgift zeigt auch in anderen Beziehungen eine sehr große Resistenz. So fanden z. B. Flexner und Lewis die Infektionsfähigkeit noch erhalten nach 40 Tagen bei — 2 bzw. — 4° Celsius und bei 50 Tagen — 4° Celsius. Während dieser Zeit war eine Autolyse der aufbewahrten Rückenmarkstücke eingetreten, die mit Schimmel überzogen waren, ohne daß dadurch das Virus beschädigt wurde. Auch gegen Austrocknung erwies sich das Gift in solchen Stücken als sehr widerstandsfähig. Dagegen ergaben Versuche von Leiner und v. Wiesner, daß sich die Virulenz bald verliert, wenn das Material in dünner Schicht eingetrocknet wird. Diese Versuchsanordnung entspricht offenbar mehr den wirklichen Verhältnissen. Gegen höhere Temperaturen ist das Gift empfindlicher als gegen niedrigere. Bei 55 ° C büßt es seine Virulenz ein und wird schon bei 45° C merkbar abgeschwächt.

Ein großer Teil der experimentellen Untersuchungen war auf die Immunitätsvorgänge bei der akuten Poliomyelitis gerichtet und hat auch interessante Tatsachen ergeben.

Erstens wurde festgestellt, daß Affen, die eine Infektion mit dem Poliomyelitisvirus überstanden haben, gegen eine erneute Infektion sich immun verhalten (Flexner und Lewis, Landsteiner und Levaditi, Römer und Joseph). Dies ist nach Römer und Joseph auch der Fall, wenn die erste Infektion zu keinen klinisch nachweisbaren Folgeerscheinungen geführt hat.

Weiter ergab sich, daß nach der Infektion im Blute der Affen sich Antikörper bilden, die in vitro die Wirkung des Virus aufheben (Römer und Joseph, Landsteiner und Levaditi, Flexner und Lewis).

Daß auch im Serum von Kindern, die eine spinale Kinderlähmung überstanden haben, Antikörper sich finden, haben Netter und Levaditi, ebenso Flexner und Lewis gezeigt, und die beiden ersterwähnten Forscher haben den wichtigen Nachweis erbracht, daß dies auch für die abortive Form der Heine-Medinschen Krankheit zutrifft.

Dagegen konnten Wollstein, Römer und Joseph u. a. keine komplementbindenden Antikörper im Liquor cerebrospinalis oder im Blutserum von solchen Patienten nachweisen, die an Poliomyelitis litten oder die Krankheit überstanden hatten. Dasselbe negative Ergebnis gaben ihre diesbezüglichen Untersuchungen an Affen. Römer und Joseph heben hervor, daß, wenn dies sich auch bei systematisch hochimmunisierten Tieren ergeben sollte, damit eine weitere frappante Analogie zwischen der Lyssa und Poliomyelitis gegeben wäre, da es ebenfalls bei der ersteren Krankheit bisher nicht gelungen ist, komplementbindende Antikörper nachzuweisen.

Es wurde oben erwähnt, daß man aus dem Rückenmarke keine Kulturen erhalten hat. Indessen haben Flexner und Lewis, ebenso wie Levaditi Mitteilungen gemacht, die vielleicht den ersten Anstoß zu weiteren Untersuchungen über Züchtung außerhalb des lebenden Organismus geben werden. Die erwähnten Forscher haben nämlich in Bouillon durch das klare bakterienfreie, aber virulente Rückenmarksfiltrat Trübungen entstehen sehen, die nicht durch Bakterien verursacht wurden. Levaditi will sogar in der trüben Bouillon mit der Borrelschen Modifikation der Löfflermethode kleinste färbbare Körperchen von ovaler Form beobachtet haben. Römer und Joseph fanden bei Untersuchungen von Filtraten (Berkefeld) mit dem Ultramikroskop äußerst kleine, rundlich-ovale Körperchen, die im normalen Rückenmarksfiltrat nicht nachgewiesen werden konnten. Angaben über ähnliche Befunde im Blute von kranken Kindern finden sich bei Beneke ebenso wie bei Krause und Meinicke. Es liegen zurzeit keine weiteren Mitteilungen über diese interessante Frage vor.

Die Ergebnisse der experimentellen Forschung über die Pathogenese u. a. m. sollen in den betreffenden Abschnitten erwähnt werden. —

Prädisponierende Momente. Wie schon die epidemiologischen Verhältnisse ergeben hatten und wie dies durch die experimentellen Forschungen bestätigt wurde, ist die Heine-Medinsche Krankheit demnach als eine spezifische aufzufassen. Es ist nun aber eine ganze Reihe von Fällen beobachtet, in denen die Krankheit sich im Laufe einer der gewöhnlichen Infektionskrankheiten entwickelte. Es ist außerordentlich wahrscheinlich, daß es sich hier um ein zufälliges Zusammentreffen handelt, und daß die letzteren, wenn sie überhaupt dabei irgendeine Rolle gespielt haben, nur als begünstigende Momente aufgefaßt werden können.

Von solchen kennen wir sonst mit Sicherheit nur eins, das Alter, und zwar befällt die Krankheit, wie schon der alte Name Kinderlähmung sagt, vornehmlich die Kinder. Ich werde hier einige Zahlen aus den Epidemien anführen, um die Frequenz innerhalb der verschiedenen Altersgruppen zu zeigen.

Autor	Epidemie	0—3 Jahre	3—6 Jahre	6—9 Jahre	9—12 Jahre	12—15 Jahre	üb. 15 Jahre	Summe
Medin	Stockholm 1887, 1895	50	13	1	—	—	1	65
Wickman	Stockholm 1899	34	12	1	1	—	5	53
Wickman	Göteborg 1903	11	5	2	—	—	2	20
Wickman	Schweden 1905	183	214	179	123	106	220	1025
Sammelbericht	New York 1907	463	197	40	21		8	729
Emerson	Massachusetts 1908	29	13	10	3	5	9	69
Zappert	N.-Österreich 1908	151	59	21	9	5	7	252
Lindner u. Mally	O.-Österreich 1908	37	19	15	13	7	5	96
Fürntratt	Österreich 1909 (Steiermark)	125	135	85	41	21	43	450

Leegaard fand während seinen beiden Epidemien folgende Zahlen:

	0—4 Jahre	5—9 Jahre	10—14 Jahre	über 15 Jahre	Summe
1899:	12	5	7	30	54
1905:	268	207	140	179	794

Ed. Müller fand in Hessen-Nassau, daß nicht weniger als 96 Proz. der Gesamtzahl auf das erste Dezennium kamen, innerhalb desselben war das Alter über 5 Jahre relativ selten betroffen, indem fast $^{9}/_{10}$ der Kinder noch nicht 5 Jahre alt waren. Besonders gefährdet war die letzte Hälfte des 2. Lebensjahres. Nur ganz vereinzelt trat das Leiden im 2. und 3. Dezennium auf.

Bei einer Zusammenstellung von 76 sporadischen Fällen von Byrom Bramwell standen diese in folgenden Altersgruppen: 0—3 Jahren 41 Fälle, 3—6 J. 18, 6—9 J. 4, 9—12 J. 1 Fall, 12—15 J. 4, und über 15 J. 5 Fälle. 3 ohne Angabe des Alters.

Wie aus den obenstehenden Angaben hervorgeht, ist die Heine-Medinsche Krankheit hauptsächlich eine solche des Kindesalters. Indessen sind auch die Erwachsenen keineswegs verschont, wie dies besonders die Statistiken von Wickman und von Leegaard zeigen. Diese Erfahrungen widerlegen vollständig die früher selbst von namhaften Forschern verteidigte Anschauung, daß die akute Poliomyelitis bei Erwachsenen nicht vorkomme. Diese Ansicht war übrigens schon durch die pathologisch-anatomischen Untersuchungen von Fr. Schultze, Rissler, Taylor, van Gehuchten, Wickman u. a. widerlegt worden. Ab und zu kommen sogar Fälle vor, die allen unseren Erfahrungen widersprechen. So sah Wickman einen 46jährigen Mann in typischer Weise erkranken, während seine im Hause wohnenden neun Kinder sämtlich gesund blieben. Es mag sein, daß die Verhältnisse während der verschiedenen Epidemien wechseln, so daß die Erwachsenen bald mehr, bald weniger erkranken. Andererseits aber hängen wohl die großen Differenzen der obigen Statistiken zum Teil mit einer ungleichmäßigen Berichterstattung zusammen.

Andere prädisponierende Momente als das Alter kennen wir nicht mit Bestimmtheit.

Was die beiden Geschlechter betrifft, verteilen sich die Fälle bei den verschiedenen größeren Epidemien, von denen Daten mir zur Verfügung stehen, folgendermaßen:

	männlich	weiblich	Summe
Medin (1887)	22	22	44
Medin (1895)	15	6	21
Leegaard (1899)	31	23	54
Wickman (1899)	33	21	54
Wickman (1903)	8	10	18
Wickman (1905)	591	426	1017
Leegaard (1905)	472	365	837
Zappert (1908)	130	97	227
Lindner u. Mally (1908)	57	37	94
Lovett (1907)	131	103	234
Lovett (1908)	39	26	65
Emerson (1908)	42	27	69
Ed. Müller (1909)	53	47	100

Wie man aus den Zahlen entnehmen kann, ist das männliche Geschlecht etwas stärker betroffen. Worauf dieses verschiedene Verhalten zurückzuführen ist, entzieht sich unserem Urteil. In der oben erwähnten Kasuistik von Byrom Bramwell war das männliche Geschlecht mit 43,4%, das weibliche dagegen mit 56,6% vertreten.

Von Dejerine ist behauptet worden, daß für das Entstehen einer akuten Poliomyelitis die nervöse Disposition eine gewisse Rolle spiele. Indessen haben Medin, Wickman und Leegaard eine solche nicht konstatieren können. Wenn ich auch ab und zu in den Familien der betroffenen Kranken Nervenkrankheiten nachweisen konnte, so waren dies doch im ganzen seltene Befunde, denen keine große Bedeutung zuzuschreiben ist. Auch Ed. Müller hebt hervor, daß die Kinder frei von nervöser Belastung waren, und daß die meisten Patienten zuvor körperlich und geistig wohl entwickelt und gesund waren. Indesssen fand Johannessen in den Familien mehrerer seiner Fälle Nervenkrankheiten verschiedener Art. Gelegentlich wird von anderen angegeben, daß in der Aszendenz (Onkel oder Tante) der Erkrankten ebenfalls spinale Kinderlähmung nachgewiesen wurde (Wickman, Fürntratt).

Leegaard schreibt der Erkältung eine gewisse Bedeutung zu. In der Tat finden sich auch in seiner Kasuistik auffallend zahlreiche Fälle von Durchnässung und Erkältung. Vielleicht hängt dies aber zum Teil mit den Lebensverhältnissen der Bevölkerung zusammen.

Ob Überanstrengungen für das Entstehen der Krankheit eine prädisponierende Rolle spielen, läßt sich schwer sagen. Indessen scheintmir unzweifelhaft, daß sie, wenn die Krankheit schon einmal ausgebrochen ist, im allgemeinen einen ungünstigen Einfluß auf den weiteren Verlauf ausüben.

Gelegentlich hat man beobachtet (Hochhaus u. a.), daß die Erkrankung sich anscheinend an die Impfung anschloß. Ob diese dabei wirklich eine Bedeutung gehabt hat ist sehr zweifelhaft. —

Ich möchte schließlich erwähnen, daß in seltenen Fällen durch andere Schädlichkeiten, als das Virus der Heine-Medinschen Krankheit, eine akute atrophische Lähmung entstehen kann. So sind einige wenige Fälle von akuter Poliomyelitis auf angeblich syphilitischer Grundlage publiziert worden. Indessen sind hierbei ganz verschiedene Dinge zusammengeworfen. Ein Fall von J. Hoffmann ist höchstwahrscheinlich als eine syphilitische akute Poliomyelitis aufzufassen. Dagegen sind andere Fälle in der Literatur ganz anders zu deuten. Einige gehören der transversalen Myelitis an, wenn auch die Läsion nur einen Teil des Querschnittes einnahm. Andere stellen eine typische Heine-Medinsche Krankheit dar, die sich bei einem früher luetisch Infizierten entwickelte (Fall von Léri und Wilson).

Durch ein Trauma kann eine Hämatomyelie entstehen, die sich auf die Vorderhörner beschränkt und so eine akute atrophische Lähmung verursacht (Beyer). Eine solche traumatische Poliomyelitis unterscheidet sich aber eben durch die Ätiologie und den Beginn von der Heine-Medinschen Krankheit.

Pathologische Anatomie. Da eine genaue Kenntnis der pathologisch-anatomischen Verhältnisse für das Verständnis der verschiedenen Krankheitsbilder unentbehrlich ist, werde ich auf dieses Kapitel etwas ausführlicher eingehen, besonders da die Forschungen in den letzten Jahren zu einem gewissen Abschluß gekommen sind. Uns interessieren am meisten die Veränderungen des akuten Stadiums, und ich werde mich daher ganz besonders mit diesen beschäftigen.

A. Akutes Stadium. Aus diesem Stadium liegen meines Wissens zurzeit Untersuchungen von folgenden Autoren vor:

Rißler (1888)	3 Fälle	(5—8 Tage)
Dauber (1893)	1 Fall	(5 T.)
Goldscheider (1893)	1 „	(12 T.)
Siemerling (1894)	1 „	(8 T.)
Redlich (1894)	1 „	(10 T.)
Bickel und Roeder (1898)	1 „	(12 T.)
Bülow-Hansen und Harbitz (1899).	2 Fälle	(resp. 5 u. 7 T.)
Matthes (1899)	1 Fall	(8 T.)
Mönckeberg (1903)	1 „	(12 T.)
Batten (1904).	1 „	(13 T.)

Schmaus (1905)	1 Fall	(3 T.)
Neurath (1905)	1 „	(2 T.)
Wickman (1905 und 1910)	14 Fälle	(2—9 T.)
Forßner und Sjövall (1907)	2 „	(resp. 1 u. 2 T.)
Harbitz und Scheel (1907)	13 „	(2—10 T.)
Barnes und Miller (1907)	1 Fall	(8 T.)
Cadwalader (1908)	3 Fälle	(3—6 T.)
Marburg (1909)	6 „	
Hoffmann (1909)	1 Fall	(7 T.)
Hochhaus (1909)	2 Fälle	(ca. 2 T.)
Strauß (1910)	8 „	(2—13 T.)
Beneke (1910)	3 „	
Pirie (1910)	1 Fall	(5 T.)
Marchand (1910)	1 „	

1. Makroskopische Veränderungen. Da die Heine-Medinsche Krankheit eine Infektionskrankheit ist, kann man erwarten, daß Zeichen einer allgemeinen Infektion sich nachweisen lassen. In der Tat ist auch in manchen Fällen eine Milzschwellung vorhanden, bisweilen tritt eine trübe Schwellung, ja selbst ausgesprochene Entzündung der Nieren auf. Ausnahmsweise sind subperikardiale und subpleurale Blutungen beobachtet worden, die vielleicht zum Teil wenigstens auf die Rechnung der gegen das Ende sich einstellenden Respirationsstörungen zu setzen sind. Öfter als die erwähnten Veränderungen kommt eine Anschwellung der lymphoiden Apparate des Darmes, der Peyerschen Plaques und der Solitärfollikel, vor, wie dies zuerst von Rißler erwähnt wurde. Ob diese einer lokalen Wirkung des Giftes oder der Allgemeininfektion zuzuschreiben sind, ist vorläufig unsicher. Beneke fand eine mäßige Schwellung der Tonsillen mit eitrigem Belage.

Wichtiger als diese Veränderungen und für die Krankheit allein charakteristisch sind aber die Veränderungen des zentralen Nervensystems.

Die Cerebrospinalflüssigkeit wurde bei den Sektionen immer klar gefunden, zeigte sich aber oftmals vermehrt. An der Pia mater wurden bisher abgesehen von Hyperämie, keine auffälligen makroskopischen Veränderungen gefunden. Besonders wurde jedes Zeichen eines zelligen Exsudates vermißt, was um so auffallender ist, als die weichen Hirnhäute bei der mikroskopischen Untersuchung sich immer mitbeteiligt zeigen. In zwei Fällen von Rißler war auch die Dura hyperämisch und zeigte an ihrer äußeren Seite eine Blutung.

Die Veränderungen des Rückenmarkes dagegen treten wenigstens für das geübte Auge meist schon makroskopisch hervor. Sind sie einigermaßen stark ausgeprägt, dann zeigt sich das Rückenmark serös durchfeuchtet, die Schnittfläche quillt etwas hervor, die graue Substanz ist hyperämisch, und zwar entweder in toto, so daß sie als ein rotes H erscheint, oder auch nur an umschriebenen Stellen, besonders an den Vorderhörnern. Dabei ist neben der diffusen Färbung gewöhnlich auch eine Blutsprenkelung wahrzunehmen, kleine rote Punkte und Streifen, die bei der Sektion den Eindruck der kapillären Blutungen machen und mikroskopisch auch zuweilen als solche erkannt werden, zum großen Teil aber nichts anderes sind, als die stark erweiterten und blutgefüllten Gefäße. Wie gesagt, sind die makroskopischen Veränderungen am stärksten in den Vorderhörnern, und zwar besonders in den Anschwellungen, kommen aber auch in den Hinterhörnern vor und können sich ausnahmsweise in gewissen Abschnitten des Rückenmarkes auf die Hinterhörner allein beschränken (Mönckeberg).

In der weißen Substanz sieht man gewöhnlich nur hie und da erweiterte Gefäße und die Zeichen der serösen Durchtränkung. Diese kann unter Umständen einen solchen Grad erreichen, daß das Rückenmark bei der Sektion in toto erweicht erscheint, ohne daß jedoch mikroskopisch ein Erweichungsherd in dem gewöhnlichen Sinne des Wortes nachweisbar ist (Wickman). Auch Harbitz und Scheel sprechen von erweichten Partien des Rückenmarkes. In gewissen Fällen finden sich im Rückenmarke makroskopisch nur außerordentlich geringe oder fast gar keine Veränderungen, während sich solche mikroskopisch feststellen lassen (Rißler).

In den höher liegenden Abschnitten des Zentralnervensystems treten in tödlichen Fällen ebenfalls Hyperämie und seröse Durchtränkung auf. An dem Gehirn kann diese so stark sein, daß die Dura eine erhöhte Spannung zeigt und die Gyri abgeplattet erscheinen (Wickman). Die weiche Haut ist hyperämisch, unter Umständen Sitz eines sehr starken Ödemes (Dauber), die Gehirnsubstanz ist ebenfalls hyperämisch. Gelegentlich kann die Marksubstanz hie und da rötlich gefleckt sein (Redlich). Die Gehirnveränderungen können aber bei der Sektion vermißt werden, obgleich man mikroskopisch pathologische Alterationen nachweisen kann (Wickman).

Die makroskopischen Veränderungen im Übergangs- und Endstadium können sehr geringfügig sein. Waren die Zerstörungen aber ausgedehnter, erscheint das Vorderhorn anfangs oft eingesunken, im späteren Verlaufe, nach Bildung einer Narbe, kleiner als normal, und der Querschnitt wird, wenn nur die eine Seite betroffen ist, asymmetrisch. Auch die das Vorderhorn umgebenden weißen Stränge erscheinen schmäler als normal, die zugehörigen Wurzeln sind atrophisch.

2. Mikroskopische Veränderungen. a) Pia. Die Pia ist der Sitz einer Rundzelleninfiltration (Tafel II, Abb. 1). Die Mehrzahl der Rundzellen bilden Lymphocyten. In verhältnismäßig großer Zahl kommt aber auch eine andere Zellart vor, die beim Besprechen der Rundzellen des Rückenmarkes etwas näher beschrieben werden soll, sogenannte Polyblasten (Maximow). Ganz vereinzelt trifft man Unna-Marschalkosche Plasmazellen, Großlymphocyten und Fibroblasten. Etwas reichlicher als die soeben erwähnten Elemente, aber ebenfalls sehr spärlich, kommen typische polynucleäre Leukocyten mit gelapptem Kerne und neutrophilen Granulationen vor.

Die Ausbreitung des Infiltrates zeigte in meinen sämtlichen Fällen eine ziemlich große Regelmäßigkeit, indem es besonders an den unteren Abschnitten des Rückenmarkes, dem Lumbal- und Sakralmarke, und zwar gewöhnlich im ganzen Umfang des Rückenmarkes zu finden war, während es höher oben sehr an Stärke abnahm und meist nur am Eingange der vorderen Fissur und ganz besonders im vorderen Pialfortsatze zu sehen war. Überhaupt war das Infiltrat an der Vorderseite des Rückenmarkes am stärksten. Hie und da kamen aber auch in höheren Abschnitten mehr begrenzte reichlichere Kernanhäufungen der Pia vor. Dieselbe Lokalisation des Infiltrates hauptsächlich an dem unteren Teil der Medulla spinalis fanden auch Forßner und Sjövall, Marburg und Strauß. In den Fällen von Harbitz und Scheel scheinen die infiltrativen Zustände besonders stark ausgeprägt gewesen zu sein, doch überwog auch hier die Lokalisation an den unteren Abschnitten und an den Vorderseiten des Rückenmarkes.

Es verdienen noch einige besondere Eigentümlichkeiten des Piainfiltrates hervorgehoben zu werden. Es hat keine Neigung, auf die angrenzenden Partien der weißen Stränge überzugreifen. Nur steht es mit den Gefäßinfiltraten derselben in Verbindung. In den höheren Abschnitten, wo die Pia in den lateralen und hinteren Partien von Rundzellen frei ist, ist es die Regel, daß das Gefäßinfiltrat an der Peripherie des Rückenmarkes halt macht, ohne in die Pia hinein verfolgt werden zu können. Ebenso verdient es betont zu werden, daß im Dorsal- und Cervicalmarke, wo die Affektion der Pia im äußeren Umfange des Rückenmarkes im allgemeinen sehr gering ist oder auch vollständig fehlt, doch ein meist starkes Infiltrat des vorderen Pialfortsatzes besteht. Dieses nimmt gegen den Grund der Fissura anterior zu und kann hier ebenso wie an den Zentralgefäßen gleich nach dem Eintritt sehr massig sein, ohne daß die Pia sonst verändert ist. Diese Verhältnisse haben eine gewisse Bedeutung für das Verständnis der gegenseitigen Beziehungen der Veränderungen der weichen Häute und des Rückenmarkes.

Außer den infiltrativen Zuständen tritt die schon makroskopisch sichtbare Erweiterung und Blutüberfüllung der pialen Gefäße hervor.

Auch in der weichen Haut des Gehirns werden entzündliche Veränderungen gefunden.

Daß eine Affektion der Pia bei der akuten Kinderlähmung vorkommen kann, wurde zuerst in einem Falle von Dauber und später in einem anderen

---

Erklärung zu Tafel I und II.

Die Abbildungen der mikroskopischen Präparate sind meinen beiden Arbeiten „Studien über Poliomyelitis acuta“ und „Weitere Studien usw.“ entnommen.

Tafel I Abb. 1 stellt von Rundzellen durchsetzte Ganglienzellen aus der lateralen Gruppe des Sakralmarkes in einem $2^1/_2$ tägigen Falle dar.

„ I „ 2. Zum größten Teil durch Neuronophagen zerstörte Ganglienzelle aus dem Sakralmarke desselben Falles.

„ I „ 3. Infiltrat der Lymphscheide eines Zentralgefäßes aus dem Lumbalmarke desselben Falles.

„ I „ 4. Infiltrat einer Gefäßscheide und des umgebenden Gewebes im Vorderhorn des Lumbalmarkes desselben Falles.

„ II „ 1. Rundzelleninfiltrat der Pia an der vorderen lateralen Seite des Sakralmarkes in einem 3—4 tägigen Fall.

„ II „ 2. Rundzellenherd in der hinteren Wurzeleintrittszone im Sakralmark eines 7 tägigen Falles.

„ II „ 3. Rechtes Vorderhorn im obersten Dorsalmarke desselben Falles. Spitze des Vorderhornes nach unten! Rechts und links im Bilde ist die viel weniger infiltrierte weiße Substanz zu sehen.

„ II „ 4. Größter Teil des Rückenmarksgraus im oberen Lumbalmarke desselben Falles. Starkes Infiltrat der Clarkeschen Säule (rechts im Bilde). Das infiltrierte Septum anterius mit den einstehenden Zentralgefäßen links unten. Hinterstrang rechts unten im Bilde.

„ II „ 5. Linkes Vorderhorn im mittleren Dorsalmarke (Spitze nach unten!) Derselbe Fall. Hauptsächlich Infiltrat der größeren Gefäße. Links, rechts und unten sieht man die weiße Substanz, die hier sehr wenig affiziert ist.

„ II „ 6. Auflockerungsherd aus der Clarkeschen Säule in einem 9 tägigen Falle.

„ II „ 7. Nucleus Nervi hypoglossi desselben Falles. Rundzelleninfiltrat der Gefäße und des Grundgewebes mit meist normalen Ganglienzellen.

„ II „ 8. Rundzellenherd aus der Gehirnrinde eines 7 tägigen Falles.

„ II „ 9. Vorderer Teil des Vorderhornes in der Cervicalanschwellung eines 3 wöchentlichen Falles. Das Grund- und Nervengewebe ist zerstört und resorbiert, nur die von zahlreichen Körnchenzellen umgebenen Gefäße sind noch übrig geblieben.

„ II „ 10. Vorderhorn aus der Lumbalanschwellung eines 8 wöchentlichen Falles. Spitze nach unten! Die ganze laterale Hälfte (links im Bilde) des Vorderhornes ist zerstört.

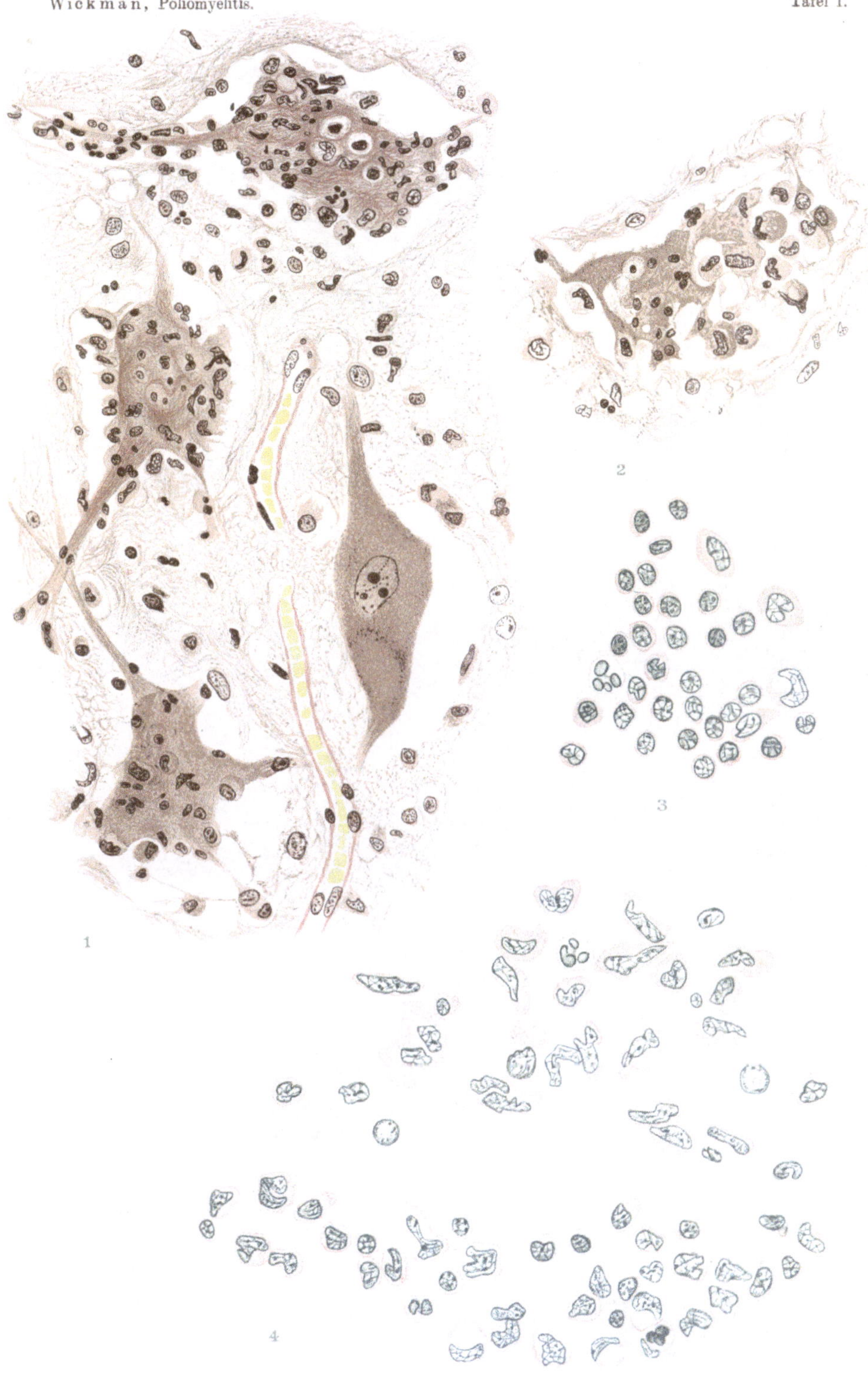
1
2
3
4

Wickman, Poliomyelitis.

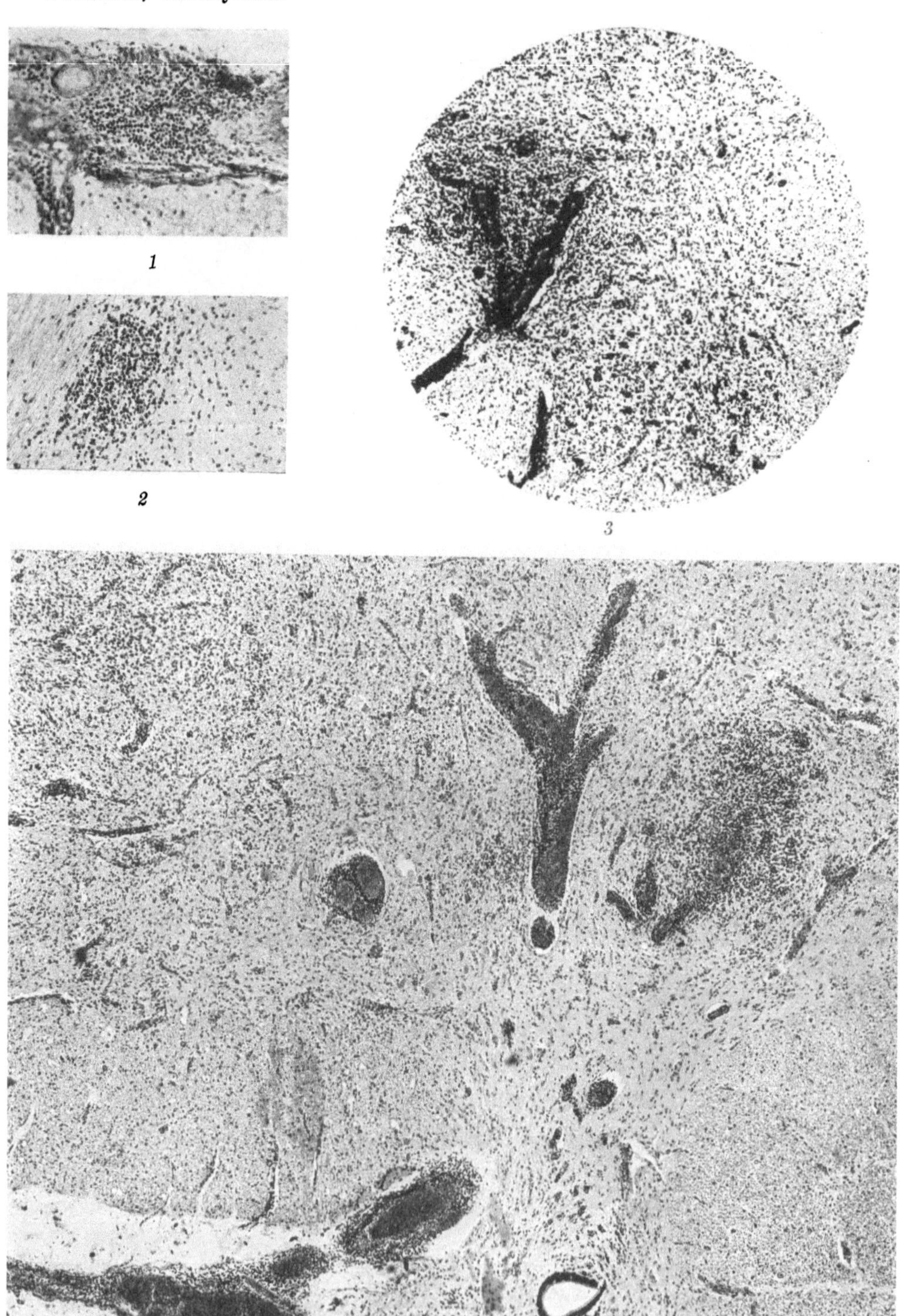

1

2

3

4

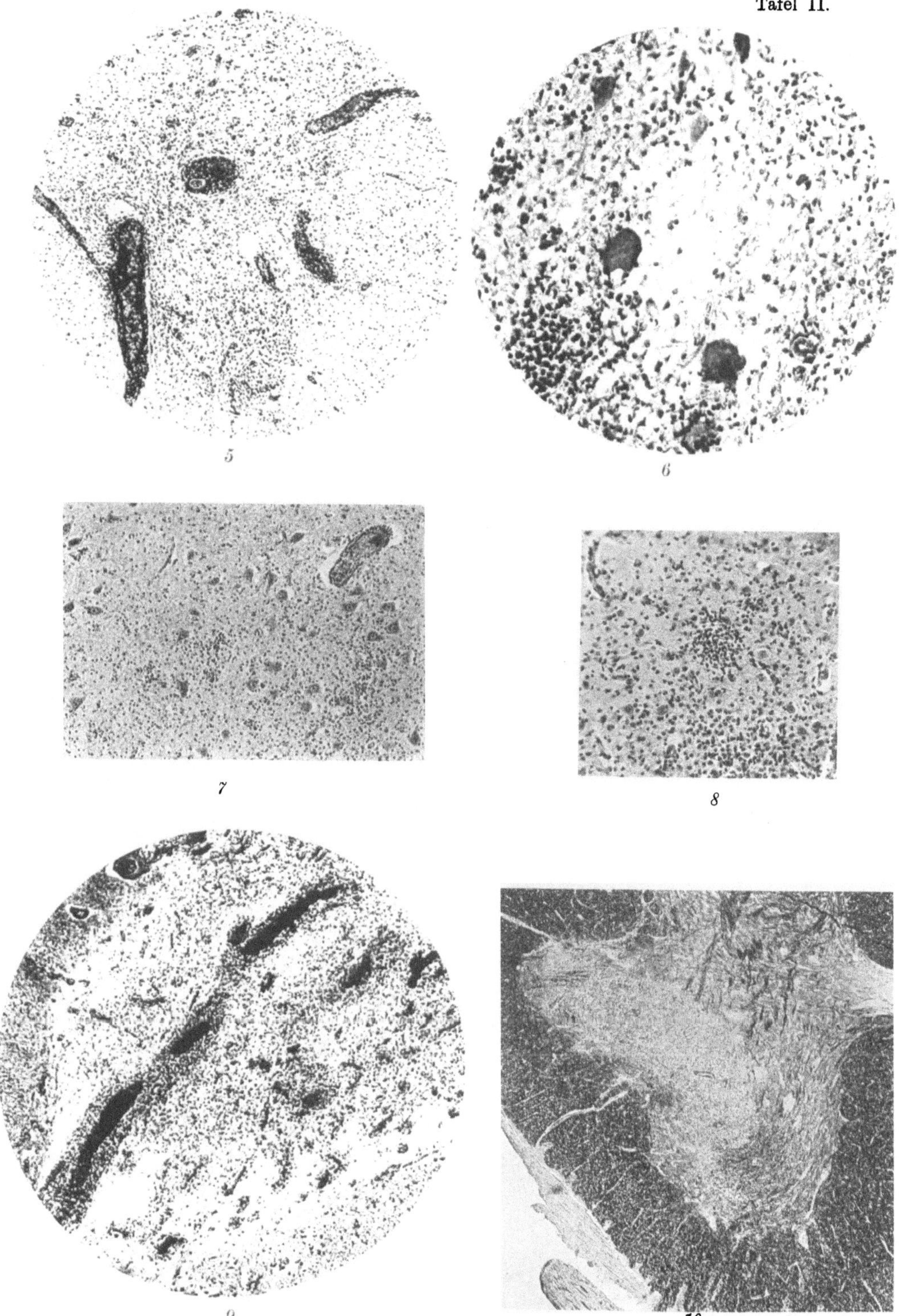

von Bickel (Roeder und Schultze) nachgewiesen. Als eine konstante Erscheinung wurde sie von Wickman festgestellt, was nachher von Harbitz und Scheel und späteren Untersuchern bestätigt wurde.

Die Pialaffektion hat deshalb ein ganz besonders großes Interesse, weil durch sie die meningealen Symptome, die auch bei einer sonst typischen spinalen Kinderlähmung in dem Anfangsstadium nicht selten zu beobachten sind, ebenso wie die meningitische Form der Heine-Medinschen Krankheit ihre natürliche Erklärung finden.

In ein paar Fällen konnten Harbitz und Scheel kleine Zelleninfiltrate in der Dura mater nachweisen, in der Regel wurde sie aber normal gefunden.

b) Rückenmark. Im Rückenmarke selbst treten auf den ersten Blick die Veränderungen des interstitiellen Gewebes und der Gefäße am stärksten hervor, wie dies schon Rissler in mustergiltiger Weise beschrieben hat. Die Gefäße sind erweitert, blutgefüllt, was sowohl für die größeren, vorzugsweise die Venen, zutrifft, als auch, wenn der Prozeß weiter fortgeschritten ist, für die Capillaren. Diese letzteren bilden oft stark erweiterte, mit Blut strotzend gefüllte Schlingen. Siemerling und Matthes wollen eine Neubildung der kleinen Gefäße konstatiert haben. Der Inhalt der Gefäße besteht aus roten Blutkörperchen. Thrombosen oder Embolien haben weder Wickman, Harbitz und Scheel noch Strauß in ihren zahlreichen Fällen trotz besonders darauf gerichteter Aufmerksamkeit nachweisen können und, soviel ich weiß, auch kein anderer Untersucher von Material aus den Anfangsstadien. Dagegen erwähnen Mott und Batten in je einem Falle den Befund von Thrombosen. Doch sind diese beiden Fälle nicht ganz frisch (resp. 17 und 13 Tage), und die betreffenden Erscheinungen müssen meiner Meinung nach als sekundäre angesehen werden. Neben der Hyperämie kommen auch kleine Blutungen vor, und zwar können diese sowohl in den am stärksten veränderten Partien, wie auch an solchen Stellen, die sonst nur wenige Alterationen zeigen, vorkommen. Zum Teil hängen wohl die Blutungen mit dem ganzen entzündlichen Prozesse zusammen, zum Teil sind sie vielleicht als agonale Erscheinungen aufzufassen, die von den durch die Respirationslähmung hervorgerufenen Störungen abhängen. In dem Falle von Siemerling fand sich sowohl im Cervikal- wie im Lumbalmarke jederseits eine größere Blutung, die den größten Teil des Vorderhornes einnahm. Das Auftreten einer größeren Blutung im Vorderhorne macht das gelegentlich beobachtete, ganz apoplektiforme Auftreten der Lähmung erklärlich, obgleich eine sehr schnelle Entwicklung der motorischen Störungen gewiß auch lediglich durch die entzündlichen Erscheinungen bedingt sein kann.

Wichtiger als die Hyperämie und die Blutungen ist zweifelsohne der abnorme Kernreichtum. Das Infiltrat ist teils an die Gefäße gebunden, teils findet es sich auch im Gewebe selbst. Die erstere Lokalisation ist die konstantere. In gewissen Abschnitten stellt gerade das Gefäßinfiltrat die einzige oder wenigstens die hauptsächliche Veränderung dar (Tafel II, Abb. 5). In der Gefäßwand haben die Rundzellen ihren Platz in der adventitiellen Lymphscheide. Am stärksten ist das adventitielle Infiltrat an den Zentralgefäßen im Grunde der vorderen Fissur, bald nach ihrem Eintritt in das Rückenmark; es bildet hier eine direkte Fortsetzung des Piainfiltrates.

Von mehreren Autoren wird angegeben, daß die Arteria centralis am stärksten befallen wäre. Wickman hat gegenüber diesen Angaben besonders betont, daß, wenn überhaupt in seinen Fällen zwischen den arteriellen und venösen zentralen Gefäßen eine Verschiedenheit bestand, die Verhältnisse eher gerade umgekehrt lagen, indem die Venen am stärksten affiziert waren. Zwischen den beiden Gefäßsystemen, dem zentralen und dem peripherischen, bestand auch, abgesehen von dem soeben erwähnten stärkeren Befallensein der größeren Zentralgefäße bald nach ihrem Eintritt ins Rückenmark, keine nachweisbare Verschiedenheit zugunsten der Zentralgefäße. Auch Harbitz und Scheel, ebenso wie Strauß fanden die Venen stärker affiziert. Dagegen sah Marburg neuerdings in seinen sämtlichen Fällen, auch dort, wo das Vorderhorn nur den Beginn der Erkrankung aufwies, die Arteria centralis dicht infiltriert. In gar keinem Verhältnis dazu standen die gelegentlich an peripheren Gefäßen, insbesondere bei Venen, auftretenden Infiltrate, die relativ selten und geringfügig waren.

Außer dem erwähnten rein adventitiellen Infiltrate besteht an vielen Stellen noch ein perivasculäres. Die Rundzellen sind in das umgebende Gewebe gedrungen und umlagern das Gefäß wie ein Wall.

Neben den beiden erwähnten Infiltraten der größeren Gefäße kommt noch im Grundgewebe selbst meist eine Rundzellenanhäufung vor. Zwar kann oft auch hier eine Beziehung zu den Gefäßen festgestellt werden, wie z. B. Tafel II, Abb. 4 links oben im Bilde (Vorderhorn) zeigt, wo das Infiltrat sich hauptsächlich aus perivasculären Zellanhäufungen an den kleinsten Gefäßen oder Capillaren zusammensetzt. Oder es bestehen mehrere kleinere Herde, die an der Spitze eines kleinen Gefäßes hängen wie Trauben an ihren Stielen. Dann wieder findet sich neben einer diffusen Kernvermehrung hauptsächlich ein größerer Herd (Tafel II, Abb. 3), dessen Ausdehnung, wie aus Serienschnitten leicht zu ersehen ist, an die Ausbreitung eines Gefäßes geknüpft ist. In wieder anderen Fällen ist das Infiltrat des Grundgewebes mehr diffus und ohne deutliche Abhängigkeit von der Gefäßverteilung. An anderen Stellen besteht aber eine unzweideutige Beziehung zu den Ganglienzellen. Forßner und Sjövall haben nachgewiesen, daß viele von den kleinsten Herden nichts anderes sind als Überbleibsel der Neuronophagien, bei denen die Ganglienzellen schon vollständig aufgefressen worden sind. An solchen Stellen kann natürlich nicht in Abrede gestellt werden, daß Beziehungen zwischen den Ganglienzellen und dem Infiltrate bestehen.

Die erwähnten Veränderungen beziehen sich vornehmlich auf das Vorderhorn. Aber ganz ähnliche kommen auch, und zwar als fast konstante Erscheinungen, in den Hinterhörnern vor. Besonders stark waren die Veränderungen in den meisten von meinen Fällen in den Clarkeschen Säulen der unteren Dorsalsegmente, und der oberen Lumbalsegmente (Tafel II, Abb. 4 rechts). Auch konnte ich hier gelegentlich den Nachweis führen, daß die Herde an die Gefäße des hinteren Septums geknüpft waren. In einigen von meinen zuletzt untersuchten Fällen waren dagegen die Clarkeschen Säulen sehr wenig alteriert. Marburg fand sie durchgehends entschieden weniger affiziert als die Vorderhörner.

In der Regel sind die Alterationen der Hinterhörner nicht so stark, wie die der Vorderhörner. Diese Regel erleidet aber vielfache Ausnahmen. Der Prozeß kann sich in etwa derselben Stärke über den größten Teil der ganzen grauen Substanz erstrecken, oder aber es sind, was in der Mehrzahl meiner Fälle in der unteren Hälfte des Dorsalmarkes der Fall war, die Veränderungen an der Grenze des Vorder- und Hinterhornes am stärksten, um von hier nach vorn und nach hinten an Intensität abzunehmen. Ja ausnahmsweise können sogar die Hinterhörner in höherem Grade als die Vorderhörner betroffen sein.

Auch in der weißen Substanz, sowohl in den Vorder- und Seitensträngen, wie den Hintersträngen, treten Infiltrate auf, und zwar am konstantesten in den Gefäßscheiden, aber auch in dem Nervengewebe, in Form von kleinen Herden. Letzteres wurde zuerst von Redlich beobachtet. Ich selbst konnte sie in fast allen meinen zuerst untersuchten Fällen nachweisen, doch war die Zahl und die

Ausdehnung sehr gering. In Tafel II, Abb. 2 findet sich ein solches Herdchen aus der hinteren Wurzeleintrittszone abgebildet.

Über die Natur und Herkunft der Rundzellen besteht bei den verschiedenen Untersuchern keine Einigkeit. Während Rißler, Redlich, Schmaus, Harbitz und Scheel u. a. sie als ausgewanderte Leukocyten ansprechen, hält Goldscheider, an den sich Strauß neuerdings anschließt, sie für proliferierte fixe Elemente. Hierbei hat aber ersterer hauptsächlich die Gliazellen im Auge, während letzterer mehr die Adventitialzellen anschuldigt. Für Marburg handelt es sich um Lymphocyten.

In meiner letzten Arbeit über die pathologische Anatomie der Krankheit glaube ich die Frage nach der Natur der betreffenden Zellen gelöst zu haben. Die Zellen, um die es sich hauptsächlich handelt, sind weder polynucleäre Leukocyten, noch proliferierte fixe Elemente, auch können sie nicht schlechtweg als Lymphocyten bezeichnet werden. Es handelt sich um weitere Entwicklungsformen der letzterwähnten Zellenart, die von Maximow als Polyblasten bezeichnet werden. Die Kennzeichen dieser Zellen gehen deutlich aus den beigegebenen Abbildungen hervor. In Tafel II, Abb. 3 ist das Infiltrat einer größeren Gefäßscheide wiedergegeben. Man sieht (links im Bilde) nur einen einzigen, an den 4 homogenen Kernbröckeln leicht erkennbaren polynucleären Leukocyten, dessen Protoplasma bei dem angewandten Färbeverfahren (Methylgrün und Pyronin nach Pappenheim) farblos ist. Alle übrigen Rundzellen lassen sich in 2 Gruppen teilen. Erstens die typischen Lymphocyten mit dunklem, chromatinreichem Kerne, wo das Chromatin zu dickeren Klumpen angesammelt ist, und einem schmalen rosafarbigen Protoplasmahof. Zweitens Zellenelemente, die offenbar Entwicklungsformen der Lymphocyten darstellen, in denen einerseits der Kern allmählich heller geworden ist und ein zierliches Netzwerk deutlicher hervortritt, andererseits das Protoplasma zugenommen hat. Schließlich entwickeln sich diese Zellen zu Gebilden, die gar keine Ähnlichkeit mit den Mutterzellen haben, wie dies bei 3 oder 4 größeren Exemplaren im Bilde gesehen werden kann. Durch zahlreiche kontinuierliche Übergänge zwischen diesen und den typischen Lymphocyten läßt sich der Ursprung aus den letzteren feststellen.

Gehen wir nun zu den Infiltraten der kleinsten Gefäße und den Gewebsinfiltraten über, so finden wir zwar hier dieselben Zellenelemente wieder, nur gewinnen im allgemeinen die Polyblasten die Überhand. Tafel I, Abb. 4 gibt eine solche Stelle wieder. Das Bild besteht aus zwei Teilen, die durch eine quer verlaufende helle Zone (durch Schrumpfung des Präparates) voneinander getrennt sind. Der obere Abschnitt des Bildes stellt ein Gewebsinfiltrat dar. Unten, wo die Rundzellen dichter liegen, ist das Infiltrat eines kleinen Gefäßes, das zufälligerweise ein Ästchen von demselben Zentralgefäße ist, aus dessen Lymphscheide das vorige Bild stammte. Die Infiltrate stehen also in vollständiger Kontinuität miteinander und man könnte sagen, daß es sich eigentlich um dasselbe Infiltrat handelt. Es finden sich in diesem Bilde genau dieselben Zellen, die früher erwähnt wurden, Lymphocyten, Leukocyten und Polyblasten. Nur überwiegen die letzteren vollständig und zeigen eine noch stärkere Differenzierung als früher, indem sie sich zu großen Gebilden mit hellem retikulärem Kern und reichlichem Protoplasma entwickelt haben. Im Gewebsinfiltrat nimmt man auch 2 blasse nackte Gliakerne wahr, ebenso einen Leukocyten. Dagegen findet man in der abgebildeten Stelle keine typischen Lymphocyten. Solche sind aber in dem nebenliegenden Gefäßinfiltrate zu sehen.

Selbstverständlich sind die Zahlenverhältnisse der Lymphocyten, Leukocyten und Polyblasten nicht überall dieselben, wie in dem beigegebenen Bilde. An manchen Stellen sind die Lymphocyten in der Mehrzahl vorhanden, an anderen kommen verhältnismäßig zahlreiche Leukocyten vor, doch muß es als Regel gelten, daß in den Gewebsinfiltraten die Hauptmasse der Rundzellen von Polyblasten gebildet wird. Zu demselben Schlusse ist gleichzeitig auch Pirie gekommen.

Es ist noch eine interstitielle Veränderung zu erwähnen, der gewiß eine nicht geringe Rolle bei dem Entstehen und Verschwinden der Symptome zukommt, nämlich das Ödem. Schon makroskopisch tritt dies in gar vielen Fällen stark hervor. Es dürfte im allgemeinen leichter sein, es bei der Sektion als durch die mikroskopische Untersuchung nachzuweisen. Von dem Ödem hängt es wohl, wenigstens teilweise, ab, daß das Gewebe oft wie von einer feinkörnigen Masse durchsetzt, oder gar, daß das Gliagewebe selbst in eine solche Masse verwandelt erscheint. An anderen Stellen sieht das Gewebe wie aufgelockert aus, so daß die Gliamaschen erweitert erscheinen. In einigen Fällen von Wickman war es zu umschriebenen Auflockerungsherden gekommen, wie Tafel II, Abb. 6 zeigt, die eine Clarkesche Säule darstellt. In der lichten Partie nimmt man fast nur die Reste des zarten Gliareticulums wahr. Auch andere Untersucher wie Bülow-Hansen und Harbitz, Forßner und Sjövall u. a. fanden das Gewebe stellenweise aufgelockert. Das Ödem scheint mir deshalb eine nicht geringe Bedeutung für die Klinik zu haben, da wir darin einen plausiblen Erklärungsgrund für die schnell schwindenden Paresen haben können.

Die verhängnisvollste Alteration, die das hervorragendste Symptom der meisten Fälle — die Lähmungen — verursacht, betrifft die Ganglienzellen der Vorderhörner. Strauß hat neuerdings mit Hilfe der Methode von Bielschowsky gezeigt, daß die allerersten Veränderungen sich als ein Schwund des intracellulären Netzwerkes der Neurofibrillen bemerkbar machen. Bei Anwendung der Nißlmethode und anderer Färbeverfahren (z. B. v. Gieson) kann festgestellt werden, daß der Zellkörper schwillt und die Zellen eine mehr rundliche Gestalt annehmen. Hand in Hand damit geht ein Zerfall der Tigroidschollen, der oft über den ganzen Zelleib verbreitet ist. Wenn der Schnitt eine solche geschwollene Zelle außerhalb des Kernes getroffen hat, bekommt man den Eindruck, daß die ganze Zelle in ein homogenes, kernloses Gebilde, oft ohne jeden Fortsatz, umgewandelt sei. In Serienschnitten läßt sich aber leicht nachweisen, daß dies meist nur eine Täuschung ist, und daß gewöhnlich der Kern, und zwar oft sehr gut erhalten, ebenso wie die Fortsätze, in angrenzenden Schnitten zu finden sind. Der Kern behält in vielen Fällen auffallend lange ein normales Aussehen und gewöhnlich seine normale Lage etwa in der Mitte der Zelle. In anderen dagegen, die dann immer tiefgreifendere Veränderungen des Zelleibes aufweisen, ist auch der Kern stark alteriert und hat sich z. B. in ein stark tingierbares unregelmäßiges Gebilde umgewandelt. In wieder anderen Fällen kann man eine vollständige Karyolysis beobachten. Ab und zu treten in dem Protoplasma mehr oder weniger zahlreiche Vakuolen auf.

Die Veränderungen der Ganglienzellen sind in der Regel dort am stärksten, wo die interstitiellen Veränderungen am meisten ausgeprägt sind. In den großen Infiltraten sind meist überhaupt gar keine Nervenzellen zu sehen. Indessen findet man nicht eben selten relativ gut erhaltene, wenn auch nicht normale Ganglienzellen mitten in einer stark infiltrierten Partie. Dagegen wurden bisher beim Menschen niemals degenerierte Formen ohne gleichzeitige interstitielle Veränderungen gefunden, die sich aber offenbar nicht immer in einer starken Rundzellenanhäufung zu äußern brauchen. Zu denselben ist natürlich auch das Ödem zu rechnen. Nur in einem Falle von Cestano-Savini und Savini kam angeblich Ganglienzellendegeneration ohne entzündliche Erscheinungen vor. Der betreffende Fall unterscheidet sich aber sowohl in seinem klinischen wie pathologisch-anatomischen Verhalten so stark von allen anderen bisher bekannten, daß ich der Meinung Strauß' vollständig beipflichte, daß er nicht hierher gehört.

Forßner und Sjövall fanden in ihren Fällen besonders zahlreiche Neuronophagien und schreiben dem erwähnten Prozesse eine große Rolle bei dem Untergange der Nervenzellen zu. Ich habe in meinen späteren Fällen den Befund von Forßner und Sjövall vollauf bestätigen können. Die Rundzellen dringen, wie Tafel I, Abb. 1—2 zeigen, in die Ganglienzellen ein, zernagen dieselben, so daß schließlich in der Höhle, wo früher die Ganglienzelle lag, nur ein

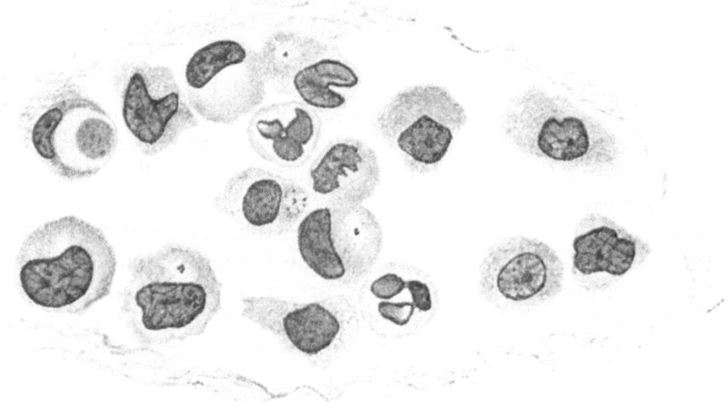

Abb. 1. Neuronophagenhaufen, wo die verschiedene Rolle der polynucleären Leukocyten und der Polyblasten deutlich hervortritt.

(Nach eigenem Präparate.)

Haufen Rundzellen mit meist großem angeschwollenem Protoplasma zurückbleibt (Abb. 1). Es beteiligen sich an diesem Prozesse hauptsächlich oder vielleicht ausschließlich die polynucleären Leukocyten und die Polyblasten, und zwar spielen die beiden Zellarten nach den Untersuchungen von Wickman eine ganz verschiedene Rolle, indem nur die Polyblasten als Neuronophagen tätig sind. In vielen Ganglienzellen kann man beobachten, wie in der Mitte der Zelle die in Zerfall begriffenen polynucleären Leukocyten liegen, während in der Peripherie die Polyblasten, die im allgemeinen keine regressiven Veränderungen zeigen, zu sehen sind. Besonders deutlich tritt das verschiedene Verhalten der polynucleären Leukocyten und Polyblasten dort hervor, wo die Ganglienzellen schon aufgefressen sind. Ein solches Bild zeigt Abb. 1. Hier nimmt man wahr, wie die zwei polynucleären Leukocyten, die etwas links oben und rechts unten vom Zentrum zu sehen sind, sich vollständig passiv verhalten, während das Protoplasma der Polyblasten, das gelegentlich das typische, im Bilde sichtbare Zentralgebilde zeigt, mächtig angeschwollen und, wie man dies leicht mit der Marchimethode nachweisen kann, mit kleinen Fettkörnchen beladen ist. Auch andere Einschlüsse, die anscheinend von den zerfallenen Ganglienzellen stammen, kommen vor. Diese fettbeladenen Polyblasten entwickeln sich späterhin zu typischen Fettkörnchenzellen.

Die Neuronophagien, die auch bei der Affenpoliomyelitis auftreten (Landsteiner und Levaditi, Landsteiner und Prasek) scheinen mir besonders den akutesten Fällen eigentümlich zu sein. In den etwas langsamer verlaufenden kann man mehr die früher beschriebenen Veränderungen beobachten. In vielleicht nicht so ganz wenigen Fällen tritt eine Degenerationsform auf, die ich schon in meiner ersten Arbeit beschrieben habe, der Art nämlich, daß der Zellkörper peripher zerfällt, sozusagen aufgelöst wird, während der Kern noch sehr gut erhalten ist. Liegen solche Zellen in infiltrierten Partien, so kann leicht ein vollständiger Schwund der Ganglienzellen vorgetäuscht werden, während erst eine genauere Untersuchung bei stärkerer Vergrößerung die Anwesenheit der Ganglienzellen aufdeckt. Dieser Befund ist später von Strauß bestätigt worden.

Die Nervenfasern der grauen Substanz sind im allgemeinen blaß gefärbt mit unregelmäßig verlaufenden Konturen, manchmal perlschnurartig angeschwollen und zum großen Teil in Zerfall begriffen. Man erkennt von ihnen oft nur abgebröckelte Stücke usw.

In den Hinterhörnern sind die parenchymatösen Veränderungen denjenigen der Vorderhörner analog, doch treten sie an ersterer Stelle nicht so scharf hervor, teils wegen der meist geringeren interstitiellen Veränderungen, teils wegen des Mangels an so charakteristischen Merkmalen der Nervenzellen, wie sie die motorischen Ganglienzellen aufweisen.

An dem Zentralkanal, teilweise zwischen die Ependymzellen eingedrungen, konnte Wickman gelegentlich Rundzellen nachweisen, doch waren die entzündlichen Erscheinungen im ganzen sehr spärlich und geringfügig.

In den weißen Strängen sind im Bereich der hier nur spärlich vorkommenden Rundzellenherde keine Nervenfasern zu sehen. Sonst sind die Veränderungen derselben sehr gering und wohl hauptsächlich eine Folge des Ödemes. Einzelne Achsenzylinder erscheinen geschwollen; mit der Weigertmethode bekommt man — wenigstens war dies in meinen Fällen durchgehends der Fall — nur eine schlechte Färbung. Rißler beschreibt einen Zerfall und eine pfropfenzieherähnliche Schlängelung der Achsenzylinder. Die vorderen und hinteren Wurzeln zeigen in dem akuten Stadium nur geringfügige Veränderungen, die vornehmlich darin bestehen, daß das Infiltrat sich von der Pia aus zwischen die Nervenbündel der vorderen Wurzeln einschiebt und selbst zwischen die Nervenfasern eindringt. Auch die Gefäße der Wurzeln können infiltriert sein. Ab und zu kommen sowohl in den vorderen, wie in den hinteren Wurzeln geschwollene Achsenzylinder vor. Siemerling fand bei Marchifärbung eine Schwarzpunktierung der vorderen und hinteren extramedullären Wurzeln.

In den Fällen von Redlich und Mönckeberg konnten in den peripheren Nerven geringfügige degenerative Veränderungen ohne sichere Zeichen einer lokalen Entzündung nachgewiesen werden, die wohl als sekundäre Erscheinungen aufgefaßt werden müssen. Die übrigen Untersucher konnten nur negative Befunde erheben.

Die intervertebralen Ganglien wurden in mehreren Fällen untersucht, zuerst von Forßner und Sjövall, die in ihnen entzündliche Veränderungen nachwiesen, was später auch von Marburg und Strauß bestätigt wurde. Harbitz und Scheel fanden dagegen die Intervertebralganglien normal.

Bei der mikroskopischen Untersuchung des Rückenmarkes konnten bisher keine Bakterien nachgewiesen werden. Dagegen hat Bonhoff mit der Mannschen Färbung in den Neurogliazellen Kerneinschlüsse dargestellt, die er für Fremdgebilde, und zwar spezifischer Natur, hält.

c) Medulla oblongata und Pons. In allen bisher untersuchten Fällen von Heine-Medinscher Krankheit, die an dieser und nicht an einer interkurrierenden Krankheit gestorben sind, wurden Veränderungen in der Medulla oblongata gefunden. Diese stimmen ihrer Natur nach mit denen des Rückenmarkes völlig überein, beruhen also auf einer akuten Entzündung, wie das zuerst von Rißler beschrieben worden ist. Wickman fand, daß im Bulbus regelmäßig von den Rückenmarksbefunden etwas abweichende Befunde obwalten, die sich teils darin kundgeben, daß die degenerativen Veränderungen gegenüber den infiltrativen mehr zurücktreten, teils auch darin, daß der disseminierte Charakter der Erkrankung mehr hervortritt, und daß eine so prädominierende Lokalisation in der motorischen Region, wie sie in dem Rückenmarke gesehen wurde, sich hier nicht nachweisen läßt. Gerade umgekehrt sieht man oft die stärksten Veränderungen außerhalb der Nervenkerne, und ganz besonders ist gewöhnlich die Substantia reticularis tegmenti am stärksten betroffen. Auch in den verschiedensten anderen Gegenden kommen Infiltrate vor, außer in den Gehirnnervenkernen in den Oliven, in den Nuclei funic. Goll und Burdach, in dem Nucleus pyramidalis, in der Substantia nigra, in dem zentralen Höhlengrau in der Umgebung des Aquaeductus Sylvii, in den Corpora quadrigemina ant. und post., in der Raphe usw. Die erwähnten Befunde wurden auch von späteren Untersuchern (Forßner und Sjövall, Harbitz und Scheel, Strauß, J. Hoffmann u. a.) bestätigt.

Was speziell die Veränderungen des zentralen Höhlengraues betrifft, so sind gewöhnlich die größeren Gefäße, die unterhalb des Bodens des Ventrikels verlaufen, ganz besonders stark affiziert. Das Verhalten der Gewebsinfiltrate zu den Nervenkernen ist ein wechselndes. Bald ist das Infiltrat hauptsächlich auf den Kern beschränkt, bald ist es in der Nähe desselben stärker ausgesprochen und greift nur ein wenig auf den Kern über oder läßt ihn auch, in einzelnen Schnitten wenigstens, frei. Zuweilen sieht man ein dicht infiltriertes Gefäß durch den sonst intakten Kern ziehen; oder fast der ganze Querschnitt des Kernes ist normal und von Infiltrat frei, und nur in einem Teile desselben tritt eine Rundzellenanhäufung im Anschluß an ein Gefäß auf.

Die Alterationen der Ganglienzellen sind im allgemeinen sehr geringfügig und beschränken sich gewöhnlich auf die tigrolytischen Erscheinungen. Wo keine interstitiellen Veränderungen nachgewiesen werden können, da erscheinen die Ganglienzellen selbst bei Toluidinblaufärbungen meist normal. Dieses Verhalten zeigen sie oft in der unmittelbaren Nähe infiltrierter Gefäße, ebenso wie an Stellen, wo die Infiltration nicht allzu hochgradig ist (Tafel II, Abb. 7). Treten stärkere Infiltrationen auf, so leiden auch die Nervenzellen mehr, aber es muß hervorgehoben werden, daß außerordentlich gut erhaltene Ganglienzellen auch mitten in infiltrierten Partien zu sehen sind (Wickman, Forßner und Sjövall, Harbitz und Scheel, Strauß).

Die erwähnten gegenseitigen Beziehungen zwischen den interstitiellen Veränderungen und den Nervenzellen sind natürlich von großer Bedeutung für die Auffassung der Pathogenese.

d) Gehirn. Auch im Gehirn finden sich entzündliche Erscheinungen, sowohl Infiltrat der Gefäßscheiden, als kleine herdförmige Rundzellenanhäufungen, wie Redlich dies zuerst gezeigt hat. In keinem bisher untersuchten Falle erreichten sie eine größere Ausdehnung, sondern waren nur mikroskopisch nachzuweisen. Harbitz und Scheel, die die genauesten Untersuchungen über die Gehirnveränderungen und deren Lokalisation bei der Heine-Medinschen Krankheit gemacht haben, fanden sie am konstantesten in den basalen Teilen des Gehirns, namentlich um die Fossa Sylvii herum, ebenso wie in den Zentralganglien, wo die Entzündung in der Regel beträchtlicher war als in den Windungen der Gehirnoberfläche. Von diesen waren am häufigsten, wenn auch nicht konstant, die Zentralwindungen betroffen. Ganz besonders heben Harbitz und Scheel die Beteiligung der Gehirnmeningen, namentlich um die Fossa Sylvii herum, hervor. Auf zwei Fälle von Encephalitis, die Harbitz und Scheel untersuchten, werde ich später zu sprechen kommen (s. S. 59).

Viel geringere Veränderungen, besonders der Pia, hat Wickman in fünf Fällen, deren Gehirn genauer untersucht werden konnte, gefunden. Sonst waren auch in diesen Fällen hie und da kleine Herdchen, am öftesten in den Zentralganglien und den Zentralwindungen (Tafel II, Abb. 8), zu sehen.

Die gleichen pathologisch-anatomischen Veränderungen finden sich am Kleinhirn.

e) Übrige Organe. Die inneren Organe sind der Gegenstand nur sehr weniger Untersuchungen gewesen. Dabei wurde parenchymatöse Degeneration von Herz, Leber und Nieren, in letzteren sogar gelegentlich eine ausgesprochene Nephritis, gefunden. Nur in einem Falle wurden außerhalb des Nervensystems entzündliche Veränderungen mit Rundzelleninfiltrat gefunden, und zwar im Pericard (Wickman).

B. Reparations- und Narbenstadium. Diese beiden Stadien bieten von allen Gesichtspunkten ein viel geringeres Interesse dar, als das akute, und ich werde sie deshalb nur ganz kurz besprechen.

Schon auf der Höhe der kleinzelligen Infiltration treten zwischen den kleinen Rundzellen Körnchenzellen auf, die sich, wie oben erwähnt, aus den Polyblasten entwickeln. Damit ist die Resorption eingeleitet. Hat diese schon einige Zeit fortgedauert und hat der Prozeß eine größere Ausdehnung und Stärke erreicht, so kann nicht mehr von einem eigentlichen Gewebe gesprochen werden, dieses ist aufgelöst, eingeschmolzen und teilweise von den Körnchenzellen resorbiert (Tafel II, Abb. 9). Letztere liegen teils zerstreut, teils in großer Menge in den Lymphscheiden der Gefäße. An der Stelle des Grundgewebes und des Nervennetzes sieht man nur eine körnige Masse, von groben Fasern durchkreuzt, die sich als Ausläufer von neugebildeten Gliazellen erweisen.

Von den Nervenelementen findet man an solchen stark veränderten Stellen fast gar nichts oder nur zerbröckelte Trümmer (Tafel II, Abb. 10).

Die kleinzelligen Elemente zeigen jetzt ein anderes Verhalten als im akuten Stadium. Abgesehen von den Körnchenzellen, sieht man in größerer Menge typische Unna-Marschalkosche Plasmazellen und deutlich proliferierende Gliazellen auftreten. Auch kommen Spindelzellen und andere Abkömmlinge der fixen Adventitialzellen vor. In der Folgezeit treten nun die Körnchenzellen mehr zurück und sind hauptsächlich auf die Lymphscheiden der Gefäße beschränkt, wo sie gelegentlich sehr lange Zeit nachzuweisen sind, bis zwei Jahre nach dem Beginn der Krankheit (Roger und Damaschino, Lövegren). Dafür treten in dem Gewebe die Gliazellen mehr in den Vordergrund, zeigen breite Fortsätze, die in zahlreiche Fasern zerfallen, so daß die Zellen etwa mit langem Seegras besetzten Steinen ähneln. Diese Fasern sammeln sich zu zusammenhängenden Zügen, das Gliagewebe hat nicht mehr das feinfilzige Aussehen, wie unter normalen Verhältnissen. Allmählich füllt sich der Defekt. Das Bild des Narbenstadiums hängt natürlich von der Ausdehnung und Schwere der Zerstörung im akuten Stadium ab. Betraf sie hier das ganze Vorderhorn und wurde das Gewebe vollständig zerstört, so erscheint das Vorderhorn schon makroskopisch verkleinert, mikroskopisch ist nichts anderes zu sehen, als ein gliöses Narbengewebe. In anderen Fällen tritt dieses deutlich nur in abgegrenzten Partien auf, während das übrige Vorderhorn ein verhältnismäßig normales Aussehen darbietet. War die Schädigung im akuten Stadium dagegen nicht so tiefgreifend, so kann das Endresultat sich auf eine mehr oder weniger deutliche Verdichtung des Gliagewebes, Rarefizierung und Atrophie der Nervenelemente beschränken. Zwischen den verschiedenen Zuständen gibt es selbstverständlich alle möglichen Übergänge.

Die Veränderungen der Ganglienzellen wurden, wie oben in der Einleitung erwähnt, schon von Prévost und Vulpian beobachtet und nachher von Lockhart Clarke, Charcot und Joffroy, ebenso wie von allen späteren Untersuchern konstatiert.

In einigen Fällen wurde beobachtet, daß die Ganglien gruppenweise ergriffen waren (Sahli, Dejerine und Huet). Meist sind aber in den verschiedenen Gruppen einzelne Ganglienzellen verschont, und zwar wechselt dies in verschiedenen Höhen des Rückenmarkes ziemlich beträchtlich. Lövegren sah in einem Falle die Grenze des Herdes quer durch eine Ganglienzellengruppe ziehen. Kawka ebenso wie Goldscheider und Kohnstamm konnten nachweisen, daß die sklerotischen Herde sich an verdickte Gefäße anschlossen.

Auch in den Hinterhörnern und den Clarkeschen Säulen sind mehrmals sklerotische Flecken nachgewiesen worden (Parrot und Joffroy, Dejerine und Huet, v. Kahlden, Praetorius).

In den betreffenden Stadien der Erkrankung treten die Folgeerscheinungen der Zerstörung der Vorderhörner hervor. Diese bestehen in Degenerationen und Atrophien der intramedullären Bahnen, vorderen Wurzeln, motorischen Nerven und der Muskeln.

Mit Hilfe der Marchimethode haben Jagić, Bing und Mott sekundäre Degenerationen u. a. in den Vorderseitensträngen, in der Kleinhirnstrangbahn, ebenso wie in den Hintersträngen beobachtet. Dieselben Veränderungen lassen sich in den vorderen Wurzeln nachweisen. Der Degeneration folgt dann eine Atrophie, die sich im Rückenmarke, besonders im Bereiche der Vorderseitenstränge, bemerkbar macht, wie dies schon von Cornil beschrieben wurde.

Auch die Muskeln fallen einer Atrophie anheim. Dabei sind gelegentlich hypertrophische Fasern zwischen den atrophischen gefunden worden (Dejerine, Lövegren). In mehreren Fällen konnte eine Vermehrung des Muskelfettgewebes beobachtet werden.

In dem Pons haben Bing und Jagić in dem Übergangsstadium Veränderungen nachweisen können, die jedoch nur geringe Ausdehnung hatten. In einem ätiologisch nicht eindeutigen, mehrere Jahre alten Fall konnte Eisenlohr in dem einen Facialiskern einen sklerotischen Fleck mit Untergang der Ganglienzellen beobachten.

Auch im Gehirn sind ähnliche Veränderungen festgestellt worden. Lamy fand neben den gewöhnlichen Befunden im Rückenmark vier kleine sklerotische Herde im Gehirn, die in der Rinde der linken Hemisphäre ihren Sitz hatten, und zwar einer im Parietallappen, die übrigen im Frontallobus. In einem Falle von Rossi waren die Überbleibsel des encephalitischen Prozesses viel ausgedehnter und nahmen beiderseits einen Teil des Frontallappens, die innere Fläche des Lobulus paracentralis und den größten Teil des Balkens ein.

In einigen alten Fällen (Sander, Rumpf, Colella, Probst) hat man bei schlaffen Extremitätenlähmungen im Gehirn Atrophie der Zentralwindungen beobachtet, die als eine sekundäre Folge des Ausschaltens des peripheren Neurons gedeutet wird.

Pathogenese. Schon in einer der ersten Untersuchungen, die über die pathologische Anatomie der Krankheit gemacht wurden, äußerten Charcot und Joffroy die Ansicht, daß es sich um einen parenchymatösen Prozeß handle. Die Ganglienzellen wurden von dem Gifte angegriffen und gingen zugrunde. Eventuell könnte dann als Folge davon eine reaktive Entzündung entstehen. In der Tat schien der Befund in dem Charcotschen Falle, der seit mehreren Jahren abgelaufen war und wo als hauptsächlicher Befund der Untergang der Ganglienzellen konstatiert wurde, dafür zu sprechen. Diese Auffassung von der akuten Poliomyelitis als einer Systemerkrankung stimmte auch sehr gut mit dem klinischen Befunde überein. Zeigten doch alle Fälle — damals wurden nämlich ausschließlich ältere Fälle untersucht —, daß es sich um eine rein motorische Lähmung handelte. Hauptsächlich diese Tatsache wohl brachte es mit sich, daß die Ansichten von Roger und Damaschino, die die interstitielle Natur der Veränderungen betonten, kein eigentliches Gehör finden konnten. Es mußte bei dieser letzteren Anschauung die Frage offen bleiben, warum die Veränderungen sich gerade in den Vorderhörnern lokalisierten.

Die Charcotsche Theorie wurde besonders von Rißler und v. Kahlden verteidigt. Der erstgenannte Autor stützte sich dabei hauptsächlich auf einen Fall, in dem die infiltrativen Veränderungen der Gefäße und des Grundgewebes gegenüber den Degenerationen der Ganglienzellen mehr in den Hintergrund traten. Doch erwähnt Rißler auch die ersteren und bildet sie ab, was mit Rücksicht auf die in der Literatur vorkommenden unrichtigen Angaben über die Rißlersche Arbeit betont werden muß. Übrigens steht der Autor keineswegs auf dem schroffen Charcotschen Standpunkte, sondern gibt die Möglichkeit zu, daß vielleicht die Krankheitsursache gleichzeitig mit der Ganglienzellendegeneration auch auf die Gefäßwände einwirkt. v. Kahlden war bei seinen Ausführungen von den Befunden längst abgelaufener Fälle ausgegangen, die selbstverständlich nur eine beschränkte Beweiskraft beanspruchen können.

Fast alle neueren Untersucher sind aber darin einig, daß die Charcotsche Lehre nicht mehr aufrechterhalten werden kann. Schon die weit außerhalb der motorischen Region sich findenden Veränderungen, z. B. in den Hintersträngen in der Pia, können nicht als sekundäre, von dem Untergang der Ganglienzellen abhängige angesprochen werden. Daß an vielen Stellen wenigstens nicht von einer primären Schädigung der Ganglienzellen die Rede sein kann, zeigen vielleicht noch deutlicher die Verhältnisse im Bulbus, wo sogar bei Anwendung unserer modernen feineren Färbungsmethoden die Ganglienzellen normal erscheinen, selbst in deutlich infiltriertem Gewebe. Für die Charcotsche Lehre könnten auf den ersten Blick solche Bilder sprechen, die in Tafel I, Abb. 1 abgebildet sind, wo Neuronophagien mitten in einem kaum infiltrierten Gewebe gefunden werden. Wenn man indessen an solchen Stellen den Prozeß in seiner Totalität berücksichtigt, so zeigt sich, daß auch hier alle größeren Gefäße infiltriert sind, und daß der Prozeß als ein entzündlicher aufgefaßt werden muß. Noch mehr tritt dies hervor, wenn man andere Abschnitte des Zentralnervensystems eines solchen Falles untersucht. Man findet dabei, daß die entzündlichen Veränderungen der Gefäße und des Zwischengewebes die alleinigen sein können. Auch darf die Bedeutung des Neuronophagieprozesses nicht überschätzt werden. Daß dieser gelegentlich — und es scheint mir dies, wie früher erwähnt, vor allem für die akutesten Erkrankungen der Fall zu sein — eine wesentliche Rolle bei dem Zugrundegehen der Ganglienzellen spielt, ist zweifellos. Aber schon die anatomische Untersuchung zeigt, daß dies keineswegs in allen Teilen des Zentralnervensystems selbst eines und desselben Falles zutrifft. Das geht ferner aus denjenigen Fällen hervor, in denen ausgesprochene und ausgedehnte Lähmungen sich vollständig in kurzer Zeit zurückbilden. Hier ist eine Neuronophagie in größerem Maße undenkbar, sonst hätte natürlich die Funktion nicht wieder hergestellt werden können.

Man hat Grund zu erwarten, daß die experimentellen Untersuchungen Klarheit in der Frage bringen werden. Es liegen leider bis jetzt nur summarische Berichte über die mikroskopischen Befunde bei Affenpoliomyelitis vor. Indessen machen Leiner und v. Wiesner darüber sehr interessante Angaben. Sie fanden nämlich in einigen Fällen degenerative Prozesse an den Ganglienzellen bei vollständigem Fehlen entzündlicher Erscheinungen. Es ist ohne weiteres zuzugeben, daß man hier eine starke direkte Einwirkung des Giftes auf die Ganglienzellen annehmen muß. Andererseits ist ebenso sicher, daß man für die Erklärung der bisher gefundenen Veränderungen beim Menschen mit der Annahme eines parenchymatösen Prozesses nicht auskommt. Dasselbe ist übrigens auch der Fall mit vielen Fällen bei den Affen. Als Beweis dafür kann man schon auf die Bilder von Landsteiner und Popper hinweisen. Leiner und v. Wiesner geben auch zu, daß in einer großen Zahl der Fälle infiltrative Prozesse zum Vorschein kamen und vermuten, daß oft die parenchymatösen und interstitischen Prozesse sich gleichzeitig entwickeln. Sie nehmen auch, wie sie selbst aussagen, zwischen den beiden oben angegebenen mehr extremen Standpunkten eine vermittelnde Stellung ein. Ich möchte in diesem Zusammenhange betonen, daß auch die anscheinend entschiedensten Anhänger der entzündlichen Natur der Erkrankung keineswegs eine direkte Einwirkung auf die Ganglienzellen ausschließen wollen. Da ich selbst zu der genannten Kategorie der Autoren gehöre, sei es mir erlaubt, als Beweis eine Stelle aus meiner letzten Arbeit über die pathologische Anatomie der Erkrankung zu zitieren. Unter Betonung der Tatsache, daß beim Menschen zweifellos zahlreiche Befunde dafür sprechen, daß die interstitiellen Veränderungen die hauptsächlichsten sein können, hob ich hervor, daß damit keineswegs die Möglichkeit einer direkten Einwirkung auf das Nervengewebe in Abrede gestellt werden solle. „Vielleicht kann diese direkte Einwirkung sich unter Umständen sogar sehr stark bemerkbar machen. Aber als Regel kann dies nicht gelten." Zu den betreffenden Umständen zähle ich vor allem eine starke Virulenz der Noxe. Es kann gar nicht wundernehmen, wenn mit einer Steigerung derselben auch die rein toxischen Eigenschaften des Virus sich geltend machen sollten. Aber zu einer Änderung unserer prinzipiellen Anschauungen über die Natur der Veränderungen kann dieser Umstand kaum führen. Daß gerade bei den Experimenten mit fortgesetzten Passagen eine Virulenzsteigerung eintritt, ist sehr wahrscheinlich.

Wie oben gesagt, fassen auch fast alle Untersucher aus neuerer Zeit die Vorgänge bei der akuten Poliomyelitis als entzündliche auf. Ob man dabei den Untergang der Ganglienzellen, wie es Goldscheider, Redlich, Bülow-Hansen und Harbitz, Wickman, Harbitz und Scheel, Beneke u. a. tun, hauptsächlich als eine Folge der interstitiellen Entzündung, oder die parenchymatösen und interstitiellen Befunde als koordinierte Erscheinungen, wie Ernst Schwalbe u. a., auffaßt, oder ob man wie Mönckeberg, der Ansicht vieler Pathologen huldigend, der Meinung ist, daß hier wie überall sonst eine Entzündung sich immer zuerst am Parenchym bemerkbar macht, ist dabei ziemlich gleichgültig, denn in beiden Fällen muß man noch einen annehmbaren Grund suchen, warum die Erkrankung, die in pathologisch-anatomischer Hinsicht keine Systemkrankheit ist, doch klinisch hauptsächlich als eine solche auftritt, warum also die Ausfallserscheinungen hauptsächlich von seiten der Vorderhörner sich geltend machen und nicht öfters das Bild der transversalen Myelitis sich zeigt.

Diese Frage glaubte Pierre Marie unter Heranziehung der Kadyischen Untersuchungen über die Gefäßverteilung im Rückenmarke beantworten zu können. Kadyi hatte nämlich nachgewiesen, daß die Vorderhörner von der Arteria centralis versorgt werden, die im Grunde der vorderen Fissur in das Rückenmark eindringt, um bald nach vorn umzubiegen und sich zu verästeln, indem sie ein abgeschlossenes Gefäßgebiet bildet. Pierre Marie nahm nun aus rein theoretischen Gründen an, daß der Prozeß von einer Embolie oder Thrombose dieser Zentralarterie abhinge. Diese Theorie, die teilweise eine experimentelle Bestätigung zu finden (Hoche, Marinesco) schien, wurde allgemein akzeptiert. Indessen habe ich dagegen folgende — wie ich glaube berechtigte — Einwendungen gemacht:

1. Es sind in ganz frischen Fällen keine embolischen oder thrombotischen Prozesse nachgewiesen worden. Zwar haben Mott, Money und Batten über je einen Fall berichtet, wo in den Gefäßen Thrombosen gefunden wurden, diese Fälle sind aber nicht ganz frisch (der jüngste 13 Tage) und die betreffenden Veränderungen sind eher als sekundäre Prozesse aufzufassen. Jedenfalls läßt sich der Befund nicht verallgemeinern, da er in den anderen, und zudem frischeren Fällen trotz zum Teil eifrigen Suchens fehlte.
2. Die Veränderungen bei der Heine-Medinschen Krankheit weichen von denjenigen, die bei embolischen Prozessen wahrgenommen werden, vollständig ab. Bei ersterer beobachtet man nämlich niemals die nekrotischen Herde, die diesen eigen sind.
3. Die experimentellen Untersuchungen über embolische Vorgänge im Rückenmarke können nicht zugunsten der Marieschen Hypothese herangezogen werden, denn zwar scheint dabei ab und zu eine Lokalisation in der grauen Substanz erzielt worden zu sein, dies war aber keineswegs die Regel, oft war die weiße Substanz in großer Ausdehnung mitbetroffen.
4. Bei den sicher embolischen Prozessen im menschlichen Rückenmarke — z. B. bei Endocarditis ulcerosa, bei Caissonlähmungen — scheint keine Vorliebe für die graue Substanz zu bestehen.

Es sind also gewiß keine Tatsachen dafür geliefert, daß die Veränderungen bei der Heine-Medinschen Krankheit sich auf einen embolischen oder thrombotischen Prozeß zurückführen lassen, und auch aus der übrigen Rückenmarkspathologie lassen sich keine analogen Verhältnisse anführen.

Ich habe auch einige Umstände angeführt, die mir gegen den bestimmenden Einfluß der Arteria centralis überhaupt — von der Art des Prozesses abgesehen — zu sprechen scheinen.

1. Es ist zwar wahr, daß die größten Veränderungen im allgemeinen innerhalb des Ausbreitungsgebietes der Arteria centralis auftreten, aber die Lokalisation derselben fällt in den frischen Fällen niemals mit diesem Gebiete zusammen. Regelmäßig sind außerhalb des letzteren Rundzelleninfiltrate nachzuweisen. So in den Hinterhörnern, der weißen

Substanz, der weichen Hirnhaut. Daß bei den Hinterhörnern und der Pia mater die Zentralarterie nicht im Spiel sein kann, ist ohne weiteres klar, da sie sich nicht in diesen Gebieten verästelt. Anders bezüglich der weißen Substanz. Daß diese ergriffen sein kann, ist mehrmals als Beweis dafür angeführt, daß gerade die Arteria centralis für die Lokalisation der Veränderungen bestimmend sei. Aber meiner Meinung nach ganz mit Unrecht. Nach den Untersuchungen von Kadyi kann man auf dem Querschnitte des Rückenmarkes drei Gefäßzonen unterscheiden, eine periphere, die ausschließlich von den peripheren Arterien versorgt ist, eine zentrale, die an die graue Substanz grenzt und von der Zentralarterie gespeist wird, schließlich eine intermediäre, die abwechselnd von beiden Seiten her versorgt wird in der Weise, daß die Capillargebiete der beiden Systeme sich zwischeneinander schieben. Man würde nun, wäre die Arteria centralis für die örtliche Verteilung bestimmend, erwarten, daß die Herde sich stellenweise von der grauen Substanz tief in die weiße hinein erstrecken, und zwar würden wohl diese Herde auf dem Querschnitt eine keilförmige Gestalt haben. Solche Herde sieht man aber niemals. In der Regel hören die Veränderungen gerade an der Grenze zwischen der grauen und der weißen Substanz auf, und wenn sie gelegentlich etwas auf letztere übergreifen, so handelt es sich hier um eine kontinuierliche Verbreitung, die jedenfalls nichts mit der Verästelung der Arteria centralis zu tun hat.

2. Gelegentlich konnte ich in meinen Fällen den m. E. wichtigen Nachweis führen, daß die Rundzellenherde sich an die peripheren Venen knüpften und in ihrem Auftreten und ihrer Verbreitung von den peripheren Gefäßen abhängig waren. So sieht man in der Tafel II, Abb. 3, wie sich die Infiltrate hauptsächlich an die gabelig geteilte periphere Vene, die sich hier in dem lateralen Abschnitte des Vorderhorns verästelt, anschließen. Gerade eine solche Stelle, wie die abgebildete, scheint mir geeignet, deutlich zu zeigen, wie leicht ein Fehlschluß gemacht werden kann. Denn hier liegt ja der Herd vollständig innerhalb des Vorderhorns, also innerhalb des Ausbreitungsgebietes der Zentralarterie, und doch ergab ein Nachgehen der Verhältnisse in Serienschnitten, daß nicht diese, sondern die abgebildete periphere Vene für die Ausbreitung des Herdes verantwortlich gemacht werden mußte.
3. Ich fand, daß im großen und ganzen das Infiltrat hauptsächlich mit dem größten Gefäßreichtum (oder Lymphgefäßreichtum) zusammenfällt.

Ich möchte aber nicht so verstanden werden, als ob ich überhaupt leugne, daß die Arteria centralis eine Rolle bei der Pathogenese spiele. Im Gegenteil. Aber sie stellt sicher nicht den allein bestimmenden Faktor dar, sondern das Auftreten der Rundzellenherde wird bald von dieser, bald von der Vena centralis, bald von den peripheren Gefäßen bestimmt, oder nach meinem Dafürhalten nicht von diesen Gefäßen, sondern von den dieselben begleitenden Lymphgefäßen. Ich habe nämlich schon in meiner ersten Arbeit behauptet, daß das spezifische pathologisch-anatomische Bild sich am leichtesten durch die Annahme einer lymphogenen Infektion erklären ließe. Es ist zweifellos bei der Annahme einer hämatogenen Infektion etwas schwer zu erklären, daß die Veränderungen in den tödlichen Fällen in der Längsachse kontinuierlich sind. Man sollte doch eher erwarten, daß hie und da Herde sich bildeten, freie Abschnitte zwischen sich lassend. Wird diese kontinuierliche Verbreitung mit dem meist von unten nach oben fortschreitenden Auftreten der

Lähmungen verglichen, so scheint mir dies für eine Verbreitung des Giftes innerhalb des Rückenmarkes und seiner Hüllen zu sprechen. Dabei kommt aber selbstverständlich nicht der Blutweg in Betracht, sondern vor allem die größeren Lymphwege, d. h. die Gefäßscheiden und die übrigen Safträume. Dies scheint mir auch dadurch eine gewisse Bestätigung zu gewinnen, daß fast immer die Lymphscheiden der größeren Gefäße besonders stark infiltriert sind (Tafel II, Abb. 5) und daß, was mir viel wichtiger erscheint, diese, an vielen Stellen wenigstens, zuerst betroffen zu sein scheinen. Wäre die Infektion hämatogen, so würde doch am ehesten zu erwarten sein, daß die Capillargebiete in erster Linie betroffen wären, was nachweislich an sehr vielen Stellen nicht der Fall ist.

Eine Stütze für die Auffassung von der lymphogenen Natur der akuten Poliomyelitis fand ich in den Verhältnissen bei der Lyssa. Ich konnte nämlich nachweisen, daß die Veränderungen bei dieser Krankheit und der spinalen Kinderlähmung vollständig übereinstimmend waren, und daß die pathologisch-anatomische Grundlage der ersten mit demselben Rechte als eine akute Poliomyelitis bezeichnet werden müsse, wie bei der letzterwähnten Krankheit, was auch bei den experimentellen Untersuchungen bestätigt wurde. Bei der Lyssa war aber schon festgestellt, daß die Verbreitung des Giftes auf dem Nervenwege — was wohl nach den Untersuchungen von Homén über die Wanderung der Bakterien in den Nerven hier als mit dem Lymphwege identisch angesprochen werden muß — vor sich geht.

Die experimentellen Untersuchungen über Affenpoliomyelitis scheinen nun im großen und ganzen eine Bestätigung der Hypothese der lymphogenen Entstehung der akuten Poliomyelitis gebracht zu haben.

Es wurde schon früher erwähnt, daß die Krankheit durch die verschiedensten Einverleibungsmodi, wie hämatogene, subcutane, subdurale, intracerebrale, intraneurale, enterale Inokulation usw. erzeugt werden kann. Hierbei sind aber die verschiedenen Infektionsarten von sehr ungleichem Werte. Bei weitem am zuverlässigsten ist die intracerebrale sowie die intra- oder perineurale Impfung.

Es ist nun die Frage, wie das Gift das Rückenmark bei den nicht hämatogenen Infektionen erreicht. In der Tat sind die meisten Forscher, die sich mit der experimentellen Affenpoliomyelitis beschäftigt haben, zu dem Schlusse gelangt, daß das Virus sich von der Infektionsstelle hauptsächlich auf dem Nervenweg bzw. den die Nerven begleitenden Lymphbahnen verbreitet. Ich kann kaum besseres tun, als gerade die beiden Untersucher (Leiner und v. Wiesner), die ganz besonders ihre Aufmerksamkeit auf die betreffende Seite der Frage gerichtet haben, wörtlich zu zitieren: „Sehen wir zunächst von den intracerebralen Impfungen ab, so konnten wir im Verlaufe unserer Versuche in der überwiegenden Mehrzahl der Fälle die Beobachtung machen, daß zwischen der Injektionsstelle und dem Einsetzen der Lähmungen ein gesetzmäßiger Zusammenhang besteht, analog wie bei der Impfung mit Tetanusgift. Für die Infektion vom Nerven aus wurde bereits von Flexner und Lewis, Levaditi und Landsteiner und in einem Falle von uns angegeben, daß die Extremität, an der die Nervenimpfung vorgenommen wurde, zuerst erkrankt. Bei Fortsetzung unserer Experimente sahen wir fast stets, daß bei Impfung in einem Nerven der hinteren Extremitäten die Lähmungen auch im Bereiche der hinteren Körperhälfte einsetzten, zum Teil auch auf diese beschränkt blieben, daß bei Impfung in den Nervus medianus in Analogie die Lähmungen hauptsächlich im Bereiche der vorderen Körperhälfte begannen. Bei der Infektion vom Digestionstraktus aus traten wieder zumeist die Lähmungen an den hinteren, bei Impfung vom

Respirationstraktus, wie wir eben ausführten, im Bereiche der vorderen Körperhälfte auf.“ Es folgt dann eine kleine Zusammenstellung, worauf die Verfasser fortfahren: „Aus dieser Zusammenstellung einiger Beispiele ist wohl die Abhängigkeit des Beginnes der Lähmungen von der Infektionsstelle deutlich zu erkennen. Daraus geht aber weiter hervor, daß das Virus der Poliomyelitis auf dem kürzesten Wege gegen das Rückenmark vordringt, ein Umstand, der in Übereinstimmung mit Römer und Kraus unsere schon seinerzeit geäußerte Ansicht bekräftigt, daß die Wanderung des Virus innerhalb des Organismus entlang den Nerven bzw. den diese begleitenden Lymphbahnen stattfindet. Was wir aber hier im Experiment sehen, spielt sich offenbar auch bei der Spontaninfektion des Menschen ab, so daß die Berücksichtigung dieser Beobachtungen für die Ermittelung der Infektionswege beim Menschen vielleicht wertvolle Anhaltspunkte wird bieten können.“

Die Verbreitung auf dem Nervenwege machten auch Landsteiner und Levaditi sowohl durch gelungene Impfung in die vordere Augenkammer, als auch durch den Nachweis sehr wahrscheinlich, daß nach Injektion in die Nasenschleimhaut die Bulbi olfactorii virulent werden.

Als Kontrollversuch wurde von Leiner und v. Wiesner bei einem Tiere der Nervus ischiadicus mit einem Schieber abgeklemmt, sodann peripherwärts von dieser Stelle der Nerv injiziert und endlich nach der Injektion an der Abklemmungsstelle abgebunden und durchtrennt. Das Tier blieb gesund.

Im Gegensatze zu den meisten übrigen experimentellen Forschern nehmen Krause und Meinicke an, daß die Infektion auf dem Blutwege erfolgt oder daß es mindestens in einem gewissen Stadium zu einer Blutinfektion kommt. Sie fanden nämlich, daß Blut und Milz von an Kinderlähmung gestorbenen Kindern das Virus enthalten. Indessen konnten andere Forscher das Gift wenigstens nicht in dem Blute der infizierten Affen nachweisen.

Nach dem obigen scheint somit die von mir aufgestellte Lehre von der lymphogenen Natur der Erkrankung durch die Untersuchungen über die Affenpoliomyelitis eine gewisse Bestätigung gefunden zu haben.

In Widerspruch hiermit könnte angeführt werden, teils daß bei intracerebralen Impfungen die Lähmungen zuerst in den unteren Extremitäten einsetzen, teils daß die experimentelle Poliomyelitis durch intravenöse Injektion hervorgerufen werden konnte.

Was das ersterwähnte scheinbar paradoxe Verhalten betrifft, so sind angeblich Untersuchungen schon im Gange, um dasselbe aufzuklären. Die bisher vorliegenden kurzen Andeutungen der betreffenden Untersucher (Leiner und v. Wiesner, Römer) lassen aber schon jetzt durchblicken, daß es nicht notwendigerweise mit den obenerwähnten sonstigen Ergebnissen der experimentellen Forschung über die Pathogenese in Widerspruch steht.

Was aber die hämatogene Infektion betrifft, so erlaube ich mir die Bemerkung, daß wir streng unterscheiden müssen zwischen der Art und Weise, wie das Gift dem Rückenmarke zugeführt wird und wie die poliomyelitischen Veränderungen entstehen. Das sind keineswegs kongruente Begriffe. Nehmen wir ein ganz einfaches fingiertes Beispiel. Eine gewisse Menge des Virus setzt sich an irgendeiner Stelle, z. B. im Hinterhorne, fest. Durch den an dieser Stelle sich entwickelnden Herd entstehen weder die charakteristischen Veränderungen noch das typische Krankheitsbild. Breitet sich aber das Gift von der zuerst befallenen Stelle über kleinere oder größere Abschnitte des Rückenmarkes aus und nehmen die Veränderungen dabei das Aussehen der akuten Poliomyelitis an, dann ist ja damit besagt, daß sie nicht auf dem Blutweg entstanden sind, wenn auch der zuerst entstandene Herd diesen Ursprung hatte.

Nach Leiner und v. Wiesner soll bei Affen die hämatogene Infektionsmethode nur ausnahmsweise gelingen. Auch haben sie in der Latenzperiode das Virus im Blut niemals nachweisen können und später nur selten. Im schroffen Gegensatze hierzu stehen die soeben erwähnten Befunde von Krause und Meinecke, die bei Kaninchen gerade die hämatogene Infektion als die sicherste bezeichnen und das Virus sowohl im Blut wie in anderen Organen im Anfangsstadium haben nachweisen können.

Zu einer der meinigen analogen Auffassung kamen auch Harbitz und Scheel, nur nehmen sie an, daß das Gift durch hämatogene Infektion an die Pia gelangt, um dann den Gefäßscheiden entlang in das Rückenmark einzudringen. Auf diese Möglichkeit hatte übrigens Fr. Schultze hingewiesen. Doch betrachtet er dies als ein nur zufälliges Phänomen, das sich im Verlaufe einer Cerebrospinalmeningitis ereignen kann und findet offenbar nicht darin den Erklärungsgrund für das charakteristische pathologisch-anatomische Bild und somit für den Symptomenkomplex. Es leuchtet ein, daß, was den Kernpunkt der Frage betrifft, warum nämlich die Veränderungen die eigentümliche Lokalisation mit stark vorwiegender Beteiligung der grauen Substanz speziell der Vorderhörner aufweisen, die beiden erstgenannten Forscher ebenfalls eine lymphogene Entstehung der Veränderungen innerhalb der Nervensubstanz annehmen, ohne daß sie sich darüber klar zu sein scheinen. Indessen scheint mir dieser doppelte Infektionsmodus nicht gerade wahrscheinlich und es sprechen auch die mikroskopischen Bilder nicht dafür, daß die Entzündung sich in der behaupteten regelmäßigen Weise von der Pia nach innen verbreitet.

Es ergibt sich noch die Frage, wo beim Menschen die Eintrittspforte des Virus zu suchen ist. Man hat an verschiedene Wege gedacht, in erster Linie den Magendarmkanal, dann den Rachen und den Respirationstraktus, weil von seiten der betreffenden Organe im Initialstadium Symptome in Form von Diarrhöe, Angina, Bronchitis sich zeigen. Nach den experimentellen Untersuchungen, besonders denjenigen von Römer und Joseph, die ergaben, daß Diarrhöe sich bei den Versuchstieren auch nach intracerebraler Infektion einstellte, wissen wir, daß die genannten Symptome als Folgen der Ausscheidung und nicht des Eindringens des Giftes aufgefaßt werden können. Wenn es aber erlaubt ist, die Erfahrungen von den experimentellen Untersuchungen betreffs der Abhängigkeit der Lähmungen von der Infektionsstelle auf die menschliche Pathologie zu übertragen, so scheint mir der Rückschluß berechtigt, daß beim Menschen die Eintrittspforte in den meisten Fällen der Magendarmkanal ist, da die Lähmungen in der weit überwiegenden Anzahl der Fälle erst die Beine befallen und oft auf dieselben beschränkt bleiben.

Es mag schließlich noch eine Ansicht von Hoche besprochen werden, wonach der Zentralkanal eine Rolle bei der Pathogenese spielen sollte. Es ist etwas schwer zu verstehen, wie sich Hoche den Vorgang näher vorstellt. Hätte das betreffende Gebilde etwas mit dem eigentlichen Infektionsvorgang zu tun, so wäre wohl vorauszusetzen. daß eine Kommunikation zwischen der Infektionsstelle und dem Zentralkanal bestünde. Sonst könnte ihm nur eine Rolle bei der Verbreitung des Prozesses innerhalb des Rückenmarkes selbst zugeschrieben werden. Nun zeigen aber die Tatsachen, daß einerseits die akute Poliomyelitis auch bei älteren Personen mit geschlossenem Zentralkanal auftritt und daß andererseits in Fällen, wo dieser offen ist, in oder an dem Zentralkanal äußerst geringfügige und zudem nicht immer sicher pathologische Veränderungen zu sehen sind, zur Genüge, daß ihm keine größere Bedeutung zukommt. Dies geht, glaube ich, sicher aus meinen ersten Untersuchungen hervor, bei denen ich gerade dem Zentralkanal eine besondere Aufmerksamkeit gewidmet habe. Ich finde also, daß keine haltbaren Gründe für die Ansicht von Hoche sprechen. Daß die Krankheit vorzugsweise Kinder befällt, ist eine Eigentümlichkeit, die sie mit anderen Infektionskrankheiten teilt, die kaum mit dem offenen Zentralkanal in Zusammenhang gebracht werden kann.

Symptomatologie. — A. Allgemeines Krankheitsbild. Die Heine-Medinsche Krankheit fängt im allgemeinen ziemlich plötzlich mit Fieber und Allgemeinerscheinungen an. Ein sehr oft von vornherein hervortretender Zug im Krankheitsbilde ist die Schmerzhaftigkeit des Körpers. Es bestehen Kopfschmerzen, Schmerzen und Steifigkeit des Nackens, spontane Schmerzen in den Gliedern. In anderen Fällen stehen Symptome von seiten des Gastrointestinalkanals, Erbrechen und Diarrhöe, im Vordergrund. Wieder in anderen wird die Krankheit mit einer Angina, einem Schnupfen oder einer Bronchitis eingeleitet.

Diese Symptome, die im ganzen wenig Charakteristisches an sich haben, können nun das ganze Krankheitsbild konstituieren, indem die Patienten ohne weitere Erscheinungen bald, meist schon nach einigen Tagen, genesen. Dies sind die abortiven Fälle.

In anderen aber stellt sich, nachdem die allgemeinen Krankheitserscheinungen einen bis mehrere Tage gedauert haben, dasjenige Symptom ein, das charakteristisch für die Erkrankung ist und das allein eine ganz sichere Diagnose möglich macht: die Lähmung. Diese befällt gewöhnlich ein oder mehrere Glieder, meist die Beine, dann aber auch die Rumpf- und die Kopfpartie. Die Lähmung entwickelt sich sehr schnell, erreicht in einem oder einigen Tagen ihre größte Ausdehnung und Stärke, um sich dann wieder in der Regel mehr oder weniger zurückzubilden und gewöhnlich in dem einen oder dem anderen Gebiete stationär zu bleiben. In einer ganzen Reihe von Fällen tritt völlige Wiederherstellung der Funktion ein. Die Lähmung trägt die Merkmale einer schlaffen Paralyse mit Verlust der Reflexe, Veränderung der elektrischen Erregbarkeit und Atrophie. In der Folgezeit treten in den Fällen, bei denen die Lähmung eine dauernde und ausgedehnte ist, paralytische Kontrakturen, fehlerhafte Stellungen und Verkrüppelungen ein, die oft eine mehr oder weniger weitgehende Invalidität mit sich bringen.

Je nach dem Verlauf der Krankheit, je nach dem Sitz der Lähmungen oder dem Prädominieren einzelner Symptome usw. hat Wickman, teilweise im Anschluß an Medin, die folgenden Formen aufgestellt:

1. die spinale, poliomyelitische Form,
2. die unter dem Bilde einer Landryschen Paralyse verlaufende Form,
3. die bulbäre oder pontine Form,
4. die encephalitische Form,
5. die ataktische Form,
6. die neuritische (oder neuritisähnliche) Form,
7. die meningitische Form,
8. die abortiven Formen.

Zappert schlägt folgende Einteilung vor:

1. Fälle mit vorwiegenden spinalen Lähmungen (Poliomyelitis im engeren Sinne), mit eventuell auftretender Beteiligung der Atemmuskulatur (Landrysche Paralyse).

2. Fälle mit vorwiegend cerebralen Symptomen, insbesondere solchen der Hirnnerven, seltener solchen der Großhirnrinde.
3. Fälle ohne Ausfallserscheinungen von seiten des Zentralnervensystems, mit mehr oder weniger stark ausgeprägten meningealen und gastrointestinalen oder allgemeinen fieberhaften Symptomen.

P. Krause stellt folgendes Schema auf:

1. Spinale Form (Poliomyelitis acuta).
2. Bulbäre Form.
3. Cerebrale Form:
   a) Meningitische;
   b) Encephalitische;
   c) Ataktische (Kleinhirn).
4. Abortive Form.
5. Rezidivierende Form.

Wenn ich auch anerkenne, daß eine Vereinfachung meiner Gruppierung wünschenswert wäre, so kann ich nicht recht anerkennen, daß die von den beiden erwähnten Autoren vorgeschlagenen Einteilungen, die sich übrigens nicht miteinander decken, einen Fortschritt bedeuten. Zappert vereinigt z. B. die ataktische Form mit der bulbären, während Krause sie auf eine Beteiligung des Kleinhirns bezieht. Die meningitische Form führt der erstgenannte Autor derselben Gruppe zu wie die abortiven, Krause dagegen zählt sie zu den zerebralen. Beides ist m. E. wenig zweckmäßig. Denn einerseits gibt es ausgesprochene meningitische Fälle, die letal endigen, andererseits verlaufen sie in einer ganzen Reihe von Fällen unter spinal-meningitischen Symptomen ohne klinisch nachweisbare Beteiligung des Gehirns. Sowohl auf Grund eigener Erfahrungen als einer eingehenden Kenntnis der neueren Literatur bin ich überzeugt, daß die von mir aufgestellte Einteilung das Richtige trifft und schon durch die Nomenklatur dem Arzte den besten Überblick über die verschiedenen Krankheitsbilder gibt. Zappert erkennt auch den didaktischen Wert dieser Einteilung an. Ich glaube sogar behaupten zu können, daß man sich durch diese Einteilung jederzeit rasch die Symptomatologie der Krankheit in großen Zügen vor die Augen stellen kann.

B. Näheres über die Anfangssymptome und die verschiedenen Formen. a) Über die Anfangssymptome. Wie gesagt, beginnt die Heine-Medinsche Krankheit meist mitten in völliger Gesundheit in akuter Weise mit Fieber und Allgemeinerscheinungen, und erst etwas später setzen die Lähmungen ein. Von einer Reihe besonders der älteren Autoren wird aber angegeben, daß die Lähmung sich gelegentlich ohne vorhergehende Erscheinungen entwickelt und in der Tat machen auch ab und zu die Mütter die Angabe, daß das Kind am Morgen mit einem gelähmten Bein oder Arm erwachte, nachdem es abends vorher gesund zu Bett gebracht wurde. West schuf sogar für diese Fälle einen besonderen Namen: „paralysis in the morning". Die ausgedehnten Erfahrungen aus den letzten Jahren haben nun ergeben, daß solche Fälle selten sind. Bei genauer Anamnese stellt sich nämlich heraus, daß doch meistens die Kinder krankhafte Erscheinungen dargeboten haben, wenn diese auch so wenig hervortraten, daß die Angehörigen kein besonderes Gewicht darauf legten und erst darauf aufmerksam gemacht werden mußten. In der Tat handelt es sich bei den angeblich plötzlich sich einstellenden Lähmungen fast immer um kleine Kinder, während sie bei älteren oder Erwachsenen zu den Seltenheiten gehören. Doch können tatsächlich Beispiele mit außerordentlich schwach ausgeprägten Anfangssymptomen angeführt werden.

Gelegentlich kommt es vor, daß die Krankheit in etwas schleppender Weise beginnt, so daß sich allmählich ein Unwohlsein ohne bestimmte Lokalisation entwickelt. Im allgemeinen setzt jedoch auch hier nach diesen Prodromen die Krankheit in akuter Weise ein.

Bisweilen entwickelt sich die Erkrankung in zwei Absätzen. Nach der ersten Attacke, von der sich die Kranken vollständig oder wenigstens größtenteils erholt haben, tritt eine Verschlimmerung ein, die anscheinend als ein Rezidiv betrachtet werden muß, wenn die Kranken in der Zwischenzeit völlig gesund waren. Auch bei ausgebildeter Lähmung sind übrigens Rezidive beobachtet worden, wie später erwähnt werden soll.

Das konstanteste Symptom während des Initialstadiums ist wohl das Fieber. In Übereinstimmung mit dem akuten Beginn steigt es gewöhnlich schnell in die Höhe. Meist hält es sich um 38°—39°, nach Ed. Müller sind jedoch Temperaturen von 40°—41° Celsius gar nicht selten. Das Fieber hält im allgemeinen nur einige Tage bis etwa eine Woche an, sinkt dann entweder allmählich und mit gelegentlich ziemlich großen Schwankungen oder auch schnell, fast in kritischer Weise. Ed. Müller fand, daß die Temperatur nach dem Abfall nicht immer zur Norm zurückkehrte, sondern oft längere Zeit subfebril blieb. Manchmal konnte er, und zwar auffälligerweise fast stets nach vier Tagen, einen neuen Anstieg beobachten, was im allgemeinen mit erkennbarer Verschlimmerung der Lähmungen verbunden war. Zappert erwähnt Fälle, bei denen Temperaturen um 40° herum durch 8—14 Tage angedauert haben. Ich habe selbst auch länger dauerndes Fieber beobachtet, aber nur in sehr seltenen Fällen.

Von Wichtigkeit ist, daß weder die Höhe des Fiebers, noch die Schwere der übrigen Initialsymptome in irgendeiner Relation zu dem weiteren Verlauf der Erkrankung stehen, wie Wickman dies besonders hervorgehoben hat und wie es von späteren Untersuchern (Ed. Müller, Zappert, Spieler u. a.) bestätigt wurde. Es können leichte Anfangssymptome in Fällen vorkommen, die nachher ausgedehnte und schwere Lähmungen zeigen oder selbst in kurzer Zeit letal endigen. Andererseits haben oft die Initialerscheinungen eine beunruhigende Stärke und die Patienten genesen bald, ohne daß Spuren der durchgemachten Krankheit zurückbleiben.

In gewissen Fällen fängt die Krankheit mit einem Schüttelfrost an, was aber ziemlich selten ist.

Neben dem Fieber treten auch andere Krankheitserscheinungen hervor, die teils wie Kopfschmerzen und allgemeines Unwohlsein ganz uncharakteristischer Natur sind, teils aber bis zu einem gewissen Grade wenigstens schon von vornherein den Verdacht erwecken können, daß es sich um die Heine-Medinsche Krankheit handelt. Zu den letzteren rechne ich die Somnolenz, die Schmerzhaftigkeit des Körpers, die Nackensteifigkeit und starkes Schwitzen.

Die Somnolenz tritt in nicht wenigen Fällen stark in den Vordergrund. Es handelt sich vornehmlich um eine ausgesprochene Schlafsucht. Die Mütter geben oft an, daß die Kranken mehrere Tage hindurch geschlafen haben und nur erwacht sind, um zu essen oder ihre Bedürfnisse zu verrichten. Selten tritt ein wirkliches Koma auf, wie Medin und Wickman es beobachteten. Auch von mehreren anderen Autoren (z. B. Spieler) wurden tiefere Bewußtseinsstörungen beobachtet. Das Koma kommt wohl meist in letal endigenden Fällen sub finem vitae vor, doch kann auch in später sehr gutartig verlaufenden Fällen selbst völlige Bewußtlosigkeit sich einstellen. In der Regel bleibt aber das Bewußtsein ungetrübt, was auch für die letalen Fälle gilt, die meist bis zum Ende bei vollem Bewußtsein bleiben. Zappert fand, daß das Koma gleichzeitig mit dem Fieber einsetzen und den Beginn der Erkrankung markieren kann. Starr gibt an, daß Delirium eine gewöhnliche Begleiterscheinung des Fiebers war. Wutausbrüche werden von Fürntratt, Phantasieren von mehreren Autoren erwähnt.

Charakteristischer als die Somnolenz und überhaupt wohl dasjenige Symptom, das zuerst in dem Initialstadium auf die Heine-Medinsche Krankheit die Aufmerksamkeit lenkt, ist die Schmerzhaftigkeit des Körpers. Es fällt oft schon den Müttern auf, daß das Anfassen den Kindern offenbar sehr große Schmerzen bereitet. Es genügt nicht selten das Herantreten an das Bett, um sichtbare Unruhe und Wehklagen hervorzurufen. Die Kranken können zuweilen kaum den Druck der Decke ertragen oder auch nicht dieselbe Lage im Bette während längerer Zeit aushalten. Dieser Schmerzhaftigkeit, die schon Heine, Duchenne u. a. bekannt war, wurde meist in den Beschreibungen des Leidens sehr wenig Aufmerksamkeit geschenkt. Medin hob indessen sowohl ihre Häufigkeit, wie ihr starkes Hervortreten im Krankheitsbilde hervor, was vollauf von Wickman, Starr, Zappert, Foerster, Ed. Müller, Netter, u. a. bestätigt werden konnte. Die Hyperästhesie ist in vielen Fällen das am meisten ausgeprägte Symptom im Beginn der Erkrankung. Sie wird fast immer durch passive Bewegungen vermehrt, und besonders ist dies nach meiner Erfahrung bei Bewegungen der Wirbelsäule, beim Aufrichten usw. der Fall.

In manchen Fällen bestehen spontane Schmerzen, Nacken-Rückenschmerzen und Schmerzen in den Extremitäten. Dabei wurde gelegentlich beobachtet, daß die Schmerzen nur in der Extremität sich zeigen, die später gelähmt wird. Die Schmerzen, die einen nicht unerheblichen Grad erreichen können, scheinen im allgemeinen diffus verbreitet und mehr kontinuierlich zu sein, ab und zu werden sie von älteren Kranken als ausstrahlend bezeichnet. Meist halten sie nicht lange Zeit an, sondern hören gewöhnlich mit dem Rückgang der akuten Erscheinungen auf. Bisweilen können sie aber mehrere Wochen hindurch andauern und erwecken gewiss dann bei den meisten Ärzten den Verdacht einer Neuritis.

Bei der objektiven Untersuchung besteht nun in vielen Fällen eine wirkliche Hyperästhesie der Haut. In anderen kann dagegen eine solche nicht nachgewiesen werden. Hier handelt es sich hauptsächlich um eine Schmerzhaftigkeit bei Bewegungen, und zwar nach meiner Erfahrung vor allem bei Bewegungen, an denen die Wirbelsäule aktiv oder passiv teilnimmt. In anderen Fällen findet man bei der Untersuchung eine Druckempfindlichkeit der Muskeln oder der Nervenstämme, die sich auch ebenso wie die Schmerzen lange Zeit hindurch erhalten kann. In ganz besonders zahlreichen Fällen fanden Foerster, Spieler u. a. die spontanen Schmerzen der Glieder und Druckschmerzhaftigkeit der Muskeln und Nervenstämme. Daß die sporadischen Fälle keine Abweichung hinsichtlich des Vorkommens von Schmerzen zeigen, beweisen u. a. mehrere Fälle von Byrom Bramwell, die anfänglich als rheumatische Affektionen aufgefaßt wurden.

Über objektiv nachweisbare Sensibilitätsstörungen werde ich später berichten.

Die Deutung der oben erwähnten sensiblen Reizerscheinungen ist etwas unsicher. Ich selbst neige am meisten dazu, sie auf eine Beteiligung der Pia zurückzuführen. Indessen würden die Meisten sicher geneigter sein für einen Teil der Fälle einen neuritischen Prozeß anzunehmen. Für die Richtigkeit einer solchen Deutung liegt zwar kein anatomischer Beweis vor, wir können sie aber nicht ohne weiteres leugnen. Ich werde später auf diese Frage zurückkommen. Zweifellos können aber die betreffenden Reizerscheinungen durch den meningitischen Prozeß, der in allen bisher daraufhin anatomisch untersuchten Fällen sich nachweisen ließ, erklärt werden.

Auf diese Veränderungen der Pia sind eine Reihe von Symptomen zurückzuführen, die wir als meningitische aufzufassen gewohnt sind. In ihren gelindesten Formen treten diese als die schon obenerwähnten Nackenschmerzen auf. Häufig kommt hierzu eine Steifigkeit des Nackens, die sich bisweilen nur beim Vorwärtsbeugen des Kopfes bemerkbar macht. Mitunter kann eine deutliche Kontraktur beobachtet werden. Dabei wird der Kopf nach hinten gezogen, eine Stellung, die aber auch ohne merkbare Kontraktur innegehalten werden kann. Nicht selten gesellen sich zu den erwähnten Symptomen Rückenschmerzen, Steifigkeit des Rückens, gelegentlich Orthotonus, seltener Opisthotonus. Bei der objektiven Untersuchung kann man in manchen Fällen eine Druckempfindlichkeit der Proc. spinosi feststellen. Gelegentlich wurde das Kernigsche Symptom beobachtet (New Yorker Epidemie, Foerster, Ed. Müller), in anderen Fällen das Ischiasphänomen (Wickman, Lindner und Mally).

Daß meningitische Reizerscheinungen im Initialstadium der spinalen Kinderlähmung vorkommen können und daß gelegentlich diese Krankheit im Anfang eine große Ähnlichkeit mit einer Meningitis haben kann, darauf haben schon Medin, Pierre Marie, Fr. Schultze u. a. aufmerksam gemacht, das häufige Vorkommen dieser Erscheinungen wurde aber erst durch die Epidemien der letzten Jahre bekannt.

In den meisten Fällen sind die meningealen Reizsymptome, obgleich deutlich, nicht besonders stark ausgeprägt. In anderen treten sie dagegen im Initialstadium in den Vordergrund und beherrschen das Symptomenbild. Es entwickelt sich dann die Form der Erkrankung, die ich als die meningitische unterschieden habe.

Foerster hat besonders auf die starke reflektorische Überstreckung der Wirbelsäule aufmerksam gemacht, die er bei Versuchen, die Kinder aus der Rückenlage aufzurichten, beobachtete, und sieht in dieser Erscheinung geradezu etwas Charakteristisches. In den Fällen von Foerster, ebenso wie in denjenigen von Spieler waren die meningealen Symptome überhaupt ganz besonders ausgesprochen und lange andauernd. Gelegentlich war dabei eine typische kahnförmige Einziehung des Abdomens vorhanden (Foerster).

Als ein wichtiges Frühsymptom heben Starr, Krause und Ed. Müller starke Neigung zum Schwitzen hervor. Die betreffende Erscheinung fand der letzterwähnte Autor in drei Viertel der Fälle, meist nur in den ersten Tagen oder nur ganz im Beginn. Einige Male konnte Müller noch wochenlang eine Hyperhidrosis beobachten und spricht die Vermutung aus, daß es sich hier vielleicht um eine Läsion der Schweißzentren oder subduralen Faserbahnen handelt. Obgleich ich das betreffende Symptom in meiner Arbeit nicht besonders erwähnt habe, kann ich doch die Beobachtungen der obenerwähnten Autoren in dem Sinne bestätigen, daß es oft in ausgeprägter Weise vorhanden ist, und daß es keineswegs immer in Relation zu der Höhe des Fiebers steht.

In früheren Darstellungen spielten die Konvulsionen unter den Initialerscheinungen eine große Rolle. Medin fand aber, daß sie im ganzen selten waren und meist nur in Fällen vorkamen, die sich späterhin als Encephalitiden entpuppten. Auch in den von Wickman beschriebenen Epidemien spielten eigentliche Konvulsionen eine sehr untergeordnete Rolle, dagegen kamen gelegentlich Zuckungen in einzelnen Gliedern vor. Während der österreichischen Epidemie 1908 (Zappert) wurden mehrfach Konvulsionen und Zuckungen in den Extremitäten als Frühsymptom beobachtet, wobei keineswegs nur die Fälle mit ausgesprochenen Cerebralsymptomen beteiligt waren. Zappert läßt es dahingestellt sein, ob sie immer durch cerebrale Reizungen ausgelöst werden oder auch bei isolierter Affektion des Rückenmarkes vorkommen können.

Während der Epidemie in Hessen-Nassau scheinen ebenfalls nicht gerade selten epileptiforme Anfälle ohne Bewußtseinsstörung oder Spasmen von mehr tonischem Charakter beobachtet worden zu sein. Dagegen sah dabei Ed. Müller nur einen einzigen Fall von heftigen epileptiformen, mit Bewußtlosigkeit einhergehenden Krämpfen.

In einigen Fällen beobachtete Wickman einen Tremor, und zwar war dieses Symptom während des Initialstadiums gelegentlich sehr auffallend. Die Störung, die bei vollständiger Ruhe sich nicht bemerkbar machte, erinnerte am meisten an einen schwachen Intentionstremor.

Recht häufig treten gastrointestinale Störungen auf. Am häufigsten ist wohl das Erbrechen, das jedoch in der Regel keine große Heftigkeit zeigt. In anderen Fällen gesellen sich zu dem Erbrechen auch Störungen der Darmfunktion, und zwar zuweilen eine Verstopfung, viel gewöhnlicher aber Diarrhöe. Die Entleerungen sind zuweilen sehr übelriechend, dünn, grün gefärbt. Die Diarrhöe kann unter Umständen ein so hervortretendes Symptom darstellen, daß die Krankheit den Eindruck eines akuten Gastrointestinalkatarrhs macht.

Die Häufigkeit der gastrointestinalen Störungen im Anfangsstadium wurde schon von Medin hervorgehoben, und auch in mehreren späteren Epidemien (z. B. Wickman, Zappert, Krause u. a.) gefunden. Während dabei fast immer die Diarrhöe vorherrschte, war während der New Yorker Epidemie 1907 Obstipation gewöhnlicher, ebenso in den Fällen von Spieler.

Die gastrointestinalen Erscheinungen finden ihre volle Erklärung in dem Vorhandensein von katarrhalischen Veränderungen der Darmschleimhaut, Schwellung der Solitärfollikel der Peyerschen Plaques usw., wie sie in nicht wenigen Fällen durch Autopsie festgestellt wurden. Während einige Autoren (Marie u. a.) diese Veränderungen des Darmtraktus für eine infektiöse Nebenerscheinung halten, fassen andere dieselben als eine erste Wirkung des Giftes auf und halten in diesen Fällen den Darm für die Eintrittspforte des Virus. Wenn dies auch in den Fällen, wo die Durchfälle den Lähmungen vorausgehen, etwas Wahrscheinlichkeit für sich hat, so haben andererseits die früher erwähnten Untersuchungen von Römer und Joseph gezeigt, daß Diarrhöe bei Affen auch nach intracerebraler Infektion vorkommen können, so daß der Darm vielleicht auch als Ausscheidungsort des Giftes in Betracht kommt. Dabei ist aber zu bemerken, daß die betreffenden Symptome bei den Affen sich meist erst im Lähmungsstadium einstellten, während beim Menschen die gastrointestinalen Erscheinungen in der Regel initiale Erscheinungen darstellen, die gelegentlich allen anderen vorangehen können. Es verdient übrigens auch bemerkt zu werden, daß man in den Darmentleerungen das Virus noch nicht hat nachweisen können.

Auch der Respirationstraktus kann sich bei dem Symptomenbilde im Initialstadium beteiligen. Ed. Müller fand sogar in über der Hälfte seiner Fälle eine Affektion des Respirationstraktus, manchmal einen erheblichen und hartnäckigen Schnupfen, seltener eine Conjunctivitis, öfters dagegen eine initiale Angina. Häufiger als diese Erscheinungen aber waren starke initiale Bronchitiden, so daß die Diagnose anfangs auf Influenza gestellt wurde. Gelegentlich wurden Bronchopneumonien beobachtet. In vielen Fällen von initialer Angina machte Römer eine eingehende bakteriologische Untersuchung von Rachen- und Mandelausstrichen, ohne dabei irgendwelchen spezifischen Mikroorganismus finden zu können. Auch Eichelberg fand in einer verhältnismäßig großen Anzahl der Fälle eine initiale Affektion der Luftwege (Angina, Bronchitis usw.).

In vielen Fällen von Lindner und Mally bestand neben der Angina ein auffallender Foetor ex ore.

In dem Anfangsstadium sind von mehreren Seiten Hauteruptionen verschiedener Art beobachtet worden. Es sind dies sowohl Herpes labialis, wie verschiedene Formen von Erythemen. Die genannten Affektionen waren im ganzen selten. Ed. Müller beobachtete Herpes auf hundert Fälle viermal, und zwar dreimal an den Lippen und einmal am Kniegelenk. In anderen Fällen handelte es sich entweder um bläschenförmige oder um masern- und scharlachähnliche Exantheme. Der erwähnte Autor hat auch eine oder mehrere Wochen nach dem Krankheitsbeginn ähnliche Erscheinungen auftreten sehen. Während der Newyorker Epidemie wurden in nicht weniger als einundsechzig Fällen Hauteruptionen von verschiedener, wie es scheint ziemlich uncharakteristischer Natur beobachtet. Nur zweimal wurde Herpes verzeichnet. Die Seltenheit des Herpes labialis ist von nicht zu unterschätzender Bedeutung für die Diagnose gegenüber der Cerebrospinalmeningitis.

Am Körper ist sonst wenig im Anfangsstadium zu beobachten. In einzelnen Fällen bestand eine Anschwellung eines oder mehrerer Gelenke (Wickman, J. Hoffmann, Spieler), was natürlich besonders bei der meist bestehenden Schmerzhaftigkeit des Körpers außerordentlich leicht zu einer Verwechslung mit dem akuten Gelenkrheumatismus Veranlassung geben kann.

Von inneren Organen ist nicht viel zu sagen. In seltenen Fällen ist eine Milzanschwellung festgestellt worden (Ed. Müller).

Neuerdings ist von dem letzterwähnten Autor ein Befund erhoben worden, der ziemlich charakteristisch für das Frühstadium der Heine-Medinschen Krankheit zu sein scheint, nämlich eine Leukopenie. Müller fand in fünfzehn Fällen beim Menschen und bei einer Reihe von infizierten Affen, daß die Leukocytenzahl im fieberhaften Stadium niemals erhöht war. In der Minderzahl der Fälle war sie normal, in der Mehrzahl aber deutlich vermindert (3—5000). Auch bei der experimentellen Affenpoliomyelitis konnte Müller, wie soeben erwähnt, eine Leukopenie nachweisen, die dem Auftreten von Lähmungen längere Zeit vorausging und selbst in solchen Fällen zu finden war, wo sich keine paralytischen Erscheinungen einstellten. Auch Krause fand in drei Fällen Hypoleukocytose mit geringer Vermehrung der Lymphocyten. Dagegen sollen nach Müller während einer New Yorker Epidemie in sechs Fällen Leukocytenzahlen von 13,400—20,600 gefunden worden sein. Werden sich in der Zukunft die Befunde von Müller bestätigen, was ja nach ihrer Regelmäßigkeit zu erwarten ist, so würden wir m. E. hierin ein sehr wertvolles Differentialdiagnostikum besitzen.

Es soll schließlich darauf aufmerksam gemacht werden, daß bei einer Epidemie der Typus der Initialsymptome nicht, wie man vielleicht erwarten könnte, überall der gleiche ist, oder daß doch die Anfangserscheinungen sich in buntem Wechsel präsentieren, sondern daß ihr gruppen- oder herdförmiges Auftreten auffällt. Wickman konnte bei der schwedischen Epidemie 1905 konstatieren, daß in gewissen Herden der allgemeine Zug der Anfangssymptome im großen und ganzen etwas Konstantes hatte. So prävalierten z. B. in einigen Gegenden die meningitischen Erscheinungen, in anderen die gastrointestinalen. Genau dasselbe spielte sich bei der deutschen Epidemie 1909 ab. Ed. Müller beobachtete bei der Epidemie in Hessen-Nassau nur in der Minderzahl der Fälle stärkere Darmerscheinungen, während in Westfalen nach den Berichten Krauses etwa zwei Drittel der Fälle mit starken initialen Durchfällen erkrankten. Und doch handelte es sich offenbar nur um zwei verschiedene Herde einer und derselben Epidemie.

b) Lähmungserscheinungen und besondere Formen der Heine-Medinschen Krankheit. Nachdem die Initialsymptome einen bis mehrere Tage gedauert haben, zeigen sich diejenigen Erscheinungen, die gewissermaßen für die Heine-Medinsche Krankheit am charakteristischsten sind und in vielen Fällen erst eine sichere Diagnose ermöglichen, nämlich die Lähmungen. Diese können verschiedene Gebiete des Körpers befallen und sehr wechselnde Symptomenkomplexe bedingen. Der gewöhnlichste Typus, der sozusagen den Kern des ganzen Krankheitsbildes bildet, ist die spinale, poliomyelitische Form, die vollständig mit dem übereinstimmt, was seit vielen Jahren als spinale Kinderlähmung bekannt ist, wenn auch die Untersuchungen der letzten Zeit dem früheren Bilde viele Einzelzüge hinzugefügt haben.

1. Die spinale, poliomyelitische Form. Spinale Kinderlähmung. Bei dieser befallen die Lähmungen die Extremitäten, eine oder mehrere, die Rumpfmuskulatur und die Halsmuskulatur in verschiedener Ausdehnung und in verschiedenen Kombinationen. Gelegentlich können auch bei dieser Form die Kopfnerven ergriffen werden; diese letzteren Lähmungen spielen aber hier nur eine nebensächliche Rolle.

Man kann die Symptomatologie betreffend, wie dies im allgemeinen geschieht, ein akutes Stadium, ein Reparationsstadium und ein chronisches, definitives Stadium unterscheiden. Ich werde hier die beiden ersteren im Zusammenhang und nur das chronische Stadium für sich behandeln.

Kennzeichnend für die Lähmungen ist, daß sie sich in unmittelbarem Anschluß an das Fieberstadium, oder was das Gewöhnlichere ist, schon während desselben entwickeln, daß sie schnell ihre größte Ausdehnung und Stärke erlangen, um sich dann teilweise oder seltener sogar vollständig zurückzubilden, daß sie in der Regel als eine rein motorische Störung erscheinen und die Charaktere einer schlaffen Lähmung, also verminderten Tonus der Muskulatur und Erloschensein der Reflexe, aufweisen.

In der Regel läßt sich die Bewegungsstörung schon 1 bis 3 Tage nach dem Beginn der Krankheit nachweisen. Die Lähmung tritt selten als eine schon von Anfang an komplette Paralyse auf, sondern beginnt als eine Parese, die dem Kranken noch erlaubt, die gewöhnlichen Bewegungen auszuführen, wenn auch mit geschwächter Kraft und unter abnormen, früh auftretenden Ermüdungserscheinungen. Dies ist fast immer bei Erwachsenen leicht festzustellen, da sie selbst die Entwicklung der Krankheit verfolgen können. Auch bei älteren Kindern, die sich entweder selbst beobachten können, oder bei denen die Störungen bemerkt werden, wenn sie aus irgend einem Grunde sich in oder aus dem Bett bewegen sollen, zeigt sich meist die allmählich fortschreitende, immerhin noch schnell zu nennende Entwickelung. Bei den kleinen Kindern dagegen wird die Lähmung gewöhnlich erst bemerkt, wenn sie in voller Stärke da ist. Sehr oft aber macht selbst dann noch die Feststellung der Art der Störung Schwierigkeiten. Bei Kindern, besonders denjenigen unter einem Jahre und etwas älteren, die noch nicht gehen gelernt haben, läßt sich die Diagnose gelegentlich leichter durch den Nachweis des fehlenden Widerstandes bei passiven Bewegungen, der Schlaffheit der Muskulatur und des Fehlens der Reflexe, als durch Wegfall der aktiven Beweglichkeit stellen, wenn natürlich auch diese Störung bei etwas längerer Beobachtungszeit nicht zu übersehen ist. Ich möchte aber davor warnen, das Fehlen der Reflexe, besonders bei kleinen Kindern, ohne eingehende Prüfung zu verwerten, denn die Muskelspannungen, die sich bei der Untersuchung sehr oft einstellen, täuschen leicht einen Verlust der Reflexe vor. Man muß sich unter Umständen lange Zeit bemühen, um das Vorhandensein oder das Fehlen derselben definitiv festzustellen. Eine besondere Vorsicht ist natürlich geboten bei deutlich vorhandenen Muskelspannungen, ebenso wie bei anscheinend bilateralem Fehlen der Reflexe, weil in letzterem Falle der Vergleich mit der anderen Seite fehlt.

Je weiter die Parese vorgeschritten, um so beschränkter sind selbstverständlich die motorischen Funktionen des Körpers. Wenn die Beine ergriffen sind, so können die Kranken sie vielleicht noch im Bett bewegen, wenn man aber die Patienten sich auf die Beine stützen läßt, knicken sie zusammen; das Gehen ist unmöglich. Ist nur ein Bein ergriffen, so kann das Kind zwar sich auf das gesunde stützen, auf das ergriffene aber nicht, sondern knickt bei einem entsprechenden Versuche zusammen. Ab und zu kann man aber auch hierbei getäuscht werden, indem die Kinder das paretische Bein im Kniegelenk etwas hyperextendieren und sich desselben etwa wie eines Stelzbeines bedienen. In derselben Weise wird die Kraft der Arme auch sehr herabgesetzt; die normalen Bewegungen können entweder gar nicht oder nur sehr mangelhaft ausgeführt werden und werden durch den geringsten Widerstand verhindert.

Schreitet die Parese bis zur vollständigen Paralyse fort, so liegen die betroffenen Extremitäten fast regungslos da, eventuell kann nur an einigen Muskeln noch eine geringe Beweglichkeit nachgewiesen werden. Da die Lähmung, wenn sie schon einige Extremitäten ergriffen hat, sich in der Regel auch auf die Rumpfmuskulatur, eventuell auch auf die Halsmuskulatur erstreckt, so machen solche Kranke einen sehr bedauernswerten und hilflosen Eindruck. Sie liegen wie eine bewegungslose Masse da. Werden sie aus dem Bett gehoben, so hängen die Glieder und der Kopf wie pendelnde Anhängsel herunter. Auch wenn die Lähmung die geschilderte Ausdehnung hatte, bildet sie sich doch in nicht wenigen Fällen mehr oder weniger zurück und zwar gelegentlich in ziemlich kurzer Zeit.

Im Gegensatze zu diesem rasch anwachsenden und dann abnehmenden Verlauf der Lähmungen will Neurath einen Fall von zwar akut einsetzender, aber sonst chronisch während einiger Monate progressiv verlaufender akuter Poliomyelitis beobachtet haben. Ob dieser aber zur Heine-Medinschen Krankheit gehört, erscheint mir nicht über jeden Zweifel erhaben. Dagegen hat Foerster einige Fälle gesehen, in denen Lähmungen erst nach 12 Tagen ihre größte Ausbreitung erreichten.

Charaktere der Lähmung. Ehe ich aber auf die Lokalisation der Lähmungen näher eingehe, werde ich zuerst ihre charakteristischen Merkmale besprechen. Diese sind, wie schon oben gesagt wurde, diejenigen der schlaffen Lähmung, Areflexie, Hypotonie, Veränderungen der elektrischen Erregbarkeit und Atrophie.

Das regelmäßige Verhalten ist, daß die Reflexe verschwinden. Indessen konnte schon Medin zeigen, daß in vereinzelten Fällen die Patellarreflexe sogar erhöht sein können.

Auch spätere Untersucher konnten über ein wechselndes Verhalten der Reflexe berichten. In erster Linie ist hier bei dem überwiegenden Betroffensein der Beine das Verhalten der Patellarreflexe zu besprechen. Es können sich hauptsächlich folgende Modalitäten zeigen:

1. Der Patellarreflex ist erloschen. Dies ist die Regel. Bemerkenswert ist nun aber, daß das Fehlen des Patellarreflexes das einzige objektiv

nachweisbare Symptom der Krankheit sein kann (Wickman, Ed. Müller, Zappert).

2. Es kann eine initiale Steigerung mit nachfolgendem Erlöschen konstatiert werden (Wickman, Ed. Müller).
3. Beim Betroffensein des Armes oder des Bulbus kann an dem sonst normalen Beine eine Steigerung des Patellarreflexes beobachtet werden (Wickman, Neurath, Zappert, Foerster, Ed. Müller).
4. Bei Lähmung und Areflexie des einen Beines kann an dem anderen, anscheinend völlig gesunden, sich eine Hyperreflexie zeigen (Wickman, Zappert).
5. Steigerung des Patellarreflexes an einem paretischen und deutlich atrophischen Bein (Wickman).

Was die Erklärung der Abweichungen in dem Verhalten des Kniephänomens betrifft, so kann sie sicher nicht einheitlich sein. Die anfängliche Steigerung mit nachfolgendem Schwinden scheint mir am ehesten durch die Annahme erklärlich zu sein, daß bei dem ersten Beginn der Erkrankung durch den im Rückenmark sich abspielenden entzündlichen Prozeß sich eine erhöhte Erregbarkeit bemerkbar machen kann, die später einer Herabsetzung bzw. völligem Erlöschen der Reflexerregbarkeit Platz macht. Vielleicht würde dieses Phänomen öfters nachgewiesen werden können, wenn danach gefahndet würde.

Interessanter sind die Fälle, in denen eine Hyperreflexie des Beines besteht bei gleichzeitiger schlaffer Lähmung des Armes derselben Seite oder bei einer höher oben gelegenen Läsion. Hier ist zweifellos die Pyramidenbahn bei ihrem Durchtritt durch die Segmente, deren austretende Nerven affiziert sind (bzw. Cervicalmark und Bulbus), ebenfalls beschädigt, aber in so geringem Grade, daß die Läsion sich nicht durch eine Lähmung, sondern nur durch Hyperreflexie bemerkbar macht. In solchen Fällen ist auch Fußklonus beobachtet worden (Wickman, Neurath). Dieses Symptom hat auch Foerster in einigen Fällen im akuten Stadium gefunden.

Solche Erscheinungen sind nun ebenso wie die später zu erwähnenden sensiblen Störungen deshalb wichtig, weil sie den klinischen Ausdruck für die sich fast regelmäßig über das Vorderhorn hinaus erstreckenden Veränderungen bilden.

Derselbe Erklärungsgrund muß meiner Meinung nach auch für die beiden letzterwähnten Kategorien angeführt werden. Am unverständlichsten erscheint die Steigerung bei gleichzeitiger Parese. Die Rückwirkung derselben auf den Reflexvorgang wird m. E. in den betreffenden — übrigens sehr seltenen — Fällen durch eine höher oben liegende Affektion der Pyramidenstränge überkompensiert. Es ist dies die einzig annehmbare Erklärung.

Ich habe mich im Vorhergehenden ausschließlich mit dem Kniephänomen beschäftigt, weil dies, wie schon gesagt, bei dem überwiegenden Befallensein der unteren Extremitäten und bei seiner sonstigen Konstanz die größte Aufmerksamkeit beansprucht. Aber auch die anderen Sehnenreflexe erleiden entsprechende Veränderungen, und zwar betrifft dies sowohl den Achillessehnenreflex, wie die Armreflexe, die bei Lähmung der betreffenden Glieder in der Regel schwinden. Indessen ist auch über ein wechselndes Verhalten des Achillessehnenreflexes berichtet worden, und zwar soll nach Zappert beim Fehlen des Patellarreflexes eine Steigerung des Achillessehnenreflexes an derselben Extremität gar nicht selten sein. Auch die Armreflexe können gelegentlich erhöht sein (J. Hoffmann).

Wie die Sehnenphänomene selbst bei einem und demselben Kranken, wenn auch hier in Übereinstimmung mit den vorhandenen Lähmungen, wechseln können, zeigt ein Fall von Oppenheim. Die Schultermuskeln waren links, der Quadriceps rechts gelähmt, am linken Bein der Triceps surae, die Mm. peronei und der Ext. digit. commun. betroffen. Die Sehnenphänomene verhielten sich folgendermaßen: rechts fehlte das Kniephänomen, während der Achillessehnenreflex deutlich, sogar stark hervorzurufen war, am linken Bein war das Kniephänomen stark, der Achillessehnenreflex aber fehlte völlig.

Auch die Hautreflexe schwinden. Wickman konnte aber zu wiederholten Malen konstatieren, daß die Bauchreflexe selbst bei ausgesprochener Lähmung der Bauchmuskulatur erhalten sein können, was von Lindner und Mally bestätigt wurde. Zugleich mit den oben besprochenen Zuständen von Hyperreflexie des Beines wurde gelegentlich das Babinskische Phänomen beobachtet. Foerster fand das Symptom eigentümlicherweise in allen Fällen, entweder doppelseitig oder nur einseitig. Es war aber bei den Kranken nicht immer konstant, sondern verschwand gelegentlich, um dann wieder zu erscheinen. Bisweilen hielt es monatelang an.

Die befallenen Glieder sind deutlich hypotonisch. Dies zeigt sich sowohl darin, daß die passiven Bewegungen einem abnorm geringen Widerstand begegnen, als auch darin, daß die Muskulatur sich schlaff anfühlt, was sich unter Umständen auch an Gliedern konstatieren läßt, an denen man keine Parese nachweisen kann. Die Hypotonie hat eine nicht zu unterschätzende Bedeutung bei der Diagnosenstellung. Sehr gute Dienste leistet das Symptom besonders bei gleichzeitiger Areflexie bei den kleinen Kindern, bei denen eine Lähmung und noch mehr eine Parese sich gelegentlich mit Sicherheit kaum konstatieren läßt. Auch dabei kommen Abweichungen von der Regel vor. Man sieht ab und zu, wie in einer sonst paretischen Extremität eine Muskelgruppe sich in tonischer Spannung befindet.

Die Veränderungen der elektrischen Erregbarkeit sind ein weiteres wichtiges Symptom der Lähmungen bei der spinalen Form der Heine-Medinschen Krankheit. Meist stellen sie sich im Laufe der zweiten, gelegentlich wohl auch schon gegen Ende der ersten Woche ein. Indessen zeigte ein anatomisch von Jagić untersuchter Fall 18 Tage nach dem Beginn der Krankheit normale Verhältnisse bei faradischer Reizung. Die betreffenden Veränderungen bestehen teils in einer nur quantitativen Abnahme der Erregbarkeit, die bis zum völligen Erloschensein derselben gehen kann, teils in einer partiellen oder vollständigen Entartungsreaktion.

Nachdem die Krankheit einige Wochen gedauert hat, stellt sich allmählich in den gelähmten Muskeln eine mehr oder weniger ausgesprochene Atrophie ein. Sie tritt am schnellsten und ausgeprägtesten in den Muskeln ein, die dauernd gelähmt werden. Die Atrophie ist nicht nur durch die trophischen Störungen infolge der Veränderungen des Nervensystems bedingt, sondern zum Teil als eine Inaktivitätsatrophie zu deuten.

Verbreitung der Lähmungen. Die Art der Lähmungen ist in den einzelnen Fällen eine sehr ungleiche, sowohl was die Ausbreitung als auch was die Mannigfaltigkeit der Kombinationen betrifft. In dieser Beziehung haben die Beobachtungen aus den neueren Epidemien die älteren Erfahrungen aus den sporadischen Fällen teils bestätigt, teils wesentlich erweitert. Durchgehend zeigt sich, daß die Beine am häufigsten befallen sind, daß aber alle Muskelgebiete affiziert werden können.

Bei der schwedischen Epidemie 1905 fand ich folgende Körperabschnitte beteiligt:

1.	Lähmung eines oder beider Beine	353
2.	Lähmung eines oder beider Arme	75
3.	Kombinierte Lähmung von Armen und Beinen	152
4.	Kombinierte Bein- und Rumpfmuskellähmung	85
5.	Kombinierte Arm- und Rumpfmuskellähmungen	10
6.	Isolierte Rumpfmuskellähmungen	9
7.	Lähmung des „ganzen Körpers"	23
8.	Aufsteigende Lähmung	32
9.	Absteigende Lähmung	13
10.	Kombination von Spinal- und Gehirnnervenlähmungen	34
11.	Isolierte Gehirnnervenlähmungen	22
12.	Lokalisation der Lähmungen nicht näher angegeben	60
	Summa:	868

An diese Zahlen sollen einige Bemerkungen geknüpft werden. Wahrscheinlich entsprechen nur diejenigen der zwei ersten Kategorien ungefähr den tatsächlichen Verhältnissen; ganz besonders gilt dies für die nur die unteren Extremitäten betreffenden Zahlen. Diejenigen aber, die die kombinierte Lähmung von Armen und Beinen betreffen, sind m. E. viel zu hoch angegeben. In den Fällen nämlich, die ich im Frühstadium selbst untersuchte, fand ich beim Ergriffensein sowohl der oberen wie der unteren Extremitäten immer eine Beteiligung der Rumpfmuskulatur, spez. der Bauchmuskeln. In der Kategorie 6. habe ich auch 3 Fälle von isolierten Halsmuskellähmungen aufgenommen. Die Kategorie 7 schließt wahrscheinlich teils Fälle ein, die ebensogut in die Kategorien 4 und 5, teils auch solche, die zu der auf- oder absteigenden Lähmung gehören. Schließlich könnte ein großer Teil der Fälle 8 und 9 ebensogut der Kategorie 10 zugerechnet werden, da erfahrungsgemäß in der Mehrzahl solcher Fälle die Kopfnerven mitbeteiligt sind.

Es geht aus der Tabelle hervor, daß das Befallensein der Beine überwiegt. In 43,69 Proz. (353 von 808) der Fälle beschränkten sich die Lähmungen auf die unteren Extremitäten. Wenn ich aus den übrigen Kategorien diejenigen herausgreife, wo ein oder beide Beine mitbeteiligt waren (Kategorie 3, 4, 7—9 nebst 24 Fällen aus der Kategorie 10), so finden wir in nicht weniger als 85,64 Proz. (692 Fälle von 808) ein Ergriffensein der unteren Extremität. Ähnliche Verhältnisse walteten auch in den anderen Epidemien, wenn sich natürlich auch Variationen zeigen. Leegaard fand bei 311 Fällen eine isolierte Lähmung der unteren Extremitäten (eine oder beide) in 58,2 Proz., während sie im ganzen in 83,6 Proz. (260 von 311) mitbeteiligt waren. Ed. Müller gibt an, daß in vier Fünftel der Fälle die unteren Extremitäten befallen waren. Ähnliche Verhältnisse walteten auch in den Medinschen Epidemien vor. Diese Tatsache stimmt auch mit den uralten Erfahrungen überein. Es ist nicht vollständig überflüssig, dies zu erwähnen, weil man bei der Besprechung der Abweichungen der epidemischen Poliomyelitis von der sporadischen, diesen Verhältnissen nicht Rechnung genug getragen hat.

In 628 Fällen, die sie poliklinisch untersuchen konnten, fanden Lovett und Lucas folgende Zahlen: beide Beine 130, rechtes Bein 216, linkes Bein 239, rechter Arm 5, linker Arm 5, alle vier Extremitäten 3, Hemiplegie 15, gekreuzte Lähmung 7, beide Beine und ein Arm 2, Rumpfmuskulatur mit anderen Lähmungen 6 mal.

Es wird wohl im allgemeinen angenommen, daß die Frequenz der Armlähmungen nach derjenigen der Beinparalysen kommt. Bei den genauen Erhebungen Ed. Müllers wurde aber von ihm festgestellt, daß dies falsch ist und daß zunächst den Beinen in der Häufigkeitsskala die Rumpfmuskulatur stand, und zwar fand er dieselbe beteiligt in über zwei Dritteln der Fälle. Die Paresen der Rumpfmuskulatur fehlten bei schwereren Lähmungen der unteren Extremitäten fast niemals. Es gingen aber die Rumpfmuskellähmungen gewöhnlich zurück.

Ich werde mich hier auf das über das zahlenmäßige Verhalten Gesagte beschränken, um auf einige Kategorien in den folgenden Abschnitten zurückzukommen. Nur einige Angaben von Zappert möchte ich noch erwähnen. Dieser Autor hebt besonders hervor, daß in seinem Materiale eine überraschende Beteiligung der linksseitigen Extremitäten bestand (Armlähmungen: 8 rechtsseitige, 16 linksseitige; Beinlähmungen: 29 rechtsseitige, 38 linksseitige; gleichseitige Hemiplegien: 8 rechtsseitige, 14 linksseitige). In der Tat scheint dasselbe Verhalten während der New-Yorker Epidemie 1907 sich bemerkbar gemacht zu haben. Dort fanden sich 21 rechtsseitige 29 linksseitigen Armlähmungen gegenüber und nicht weniger als 171 Beinlähmungen links gegenüber 120 rechts. Von den Hemiplegien waren 16 rechtsseitig, 15 linksseitig. Dagegen ist eine solche Gesetzmäßigkeit weder in meiner eigenen Statistik, noch in derjenigen von Leegaard ausgeprägt. Ich selbst fand allerdings 34 linksseitige gegenüber 24 rechtsseitigen Armlähmungen, aber 60 rechtsseitige

Beinlähmungen entsprachen 61 linksseitigen, und von den Hemiplegien 23 rechtsseitige, 9 linksseitigen. Leegaard gibt folgende Zahlen an: Arme gelähmt 21mal rechts, 21mal links; Beine 56 rechts, 44 links; Hemiplegien 7 rechts 8 links.

Wie aus dem Obigen hervorgeht, kann eigentlich jeder Abschnitt des Rückenmarkes bei der Affektion mitbeteiligt sein, und ab und zu kann sich die Erkrankung klinisch wenigstens auf ziemlich umschriebene Gebiete beschränken.

Die Lähmungen zeigen sowohl bei Befallensein des ganzen Körpers als auch an den einzelnen Körperteilen große Verschiedenheiten. Wenn wir zuerst das Verhalten der Extremitäten ins Auge fassen, so zeigt sich, daß hier selbst in der ersten Zeit, wo die Lähmungen ihre größte Ausdehnung und größte Intensität erreichen, vollständige Mono- oder Paraplegien bei genauerer Untersuchung im ganzen nicht gerade oft vorkommen. Selbst wenn das ganze Bein anscheinend regungslos daliegt, können oft noch Bewegungen der Zehen ausgelöst werden, wenn sie auch mit verminderter Kraft ausgeführt werden und auch weniger ausgiebig sind als normalerweise. Analoge Verhältnisse sieht man nicht selten auch an den Armen. Ist aber erst einige Zeit verstrichen, so kommt die ungleiche Verteilung der Lähmungen noch mehr zum Vorschein. Obgleich sich eine große Mannigfaltigkeit der Kombinationen feststellen läßt, auf die hier nicht näher eingegangen werden kann, so kommen doch gewisse Typen von Lähmungen öfter vor als andere. An den Beinen ist dies der Fall bezüglich der Peronealgruppe und gewisser Muskeln des Oberschenkels, meiner Erfahrung nach besonders des Quadriceps femoris. Doch ist meist auch ein kleinerer oder größerer Teil der übrigen Muskulatur mitbetroffen, wenn freilich auch die Lähmung sich mit einer gewissen Vorliebe in dem erwähnten Muskel zu lokalisieren scheint. Lovett und Lucas geben auch an, daß an den Beinen überhaupt der Quadriceps femoris am öftesten betroffen ist entweder allein oder in Kombination mit anderen Muskeln, und zwar in nicht weniger als 305 Fällen von 478, wobei von den kompletten Lähmungen des Beines abgesehen wurde. Nächst dem Quadriceps kam der Tibialis anticus, der öfter als die Peronealgruppen mitbeteiligt war. Von den Flexoren am Oberschenkel waren die medialen Muskeln öfter gelähmt als die lateralen.

Auch in den Armen besteht insofern das gleiche Verhalten, als hinsichtlich der Häufigkeit und Deutlichkeit die Lähmung des Deltoideus und des Oberarmes besonders ausgesprochen sind (E. Remak). Gelegentlich nimmt die motorische Störung den Typus der oberen oder unteren Plexuslähmung an (Oppenheim, Cestan und Huet, Dejerine, Cruchet u. a.).

Die Erfahrung, daß die proximalen Gebiete vorwiegend betroffen sind, stimmen mit denjenigen früherer Autoren, z. B. Seeligmüllers, Baumanns u. a., überein. Andererseits gibt es auch Fälle, wo das Verhältnis gerade umgekehrt ist.

Sehr oft ist bei etwas größerer Ausdehnung der Lähmungen — und nach Ed. Müller sogar an zweiter Stelle — die Rumpfmuskulatur betroffen. Bei hochgradiger Beteiligung derselben können die Kranken sich im Bette gar nicht bewegen, können sich nicht ohne Hilfe wenden oder die Lage ändern. Die Lähmung der Rückenmuskulatur ihrerseits bedingt, daß die Kranken nicht im Bett aufrecht sitzen können. Werden sie aufgerichtet, so fallen sie nach vorn oder nach einer Seite hinüber. Der Kranke vermag sich nicht aus der vorn übergebeugten Stellung aufzurichten. Später machen sich die sekundären Folgen der Lähmung der Rückenmuskulatur besonders durch das Auftreten von Skoliosen und Kyphosen stark bemerkbar.

Ist die Bauchmuskulatur betroffen, so können sich die Kranken nicht im Bette aufrichten. Bei den vergeblichen Versuchen, die zu diesem Zwecke gemacht werden, bleibt die Bauchmuskulatur völlig schlaff, und der Bauch wird durch die Kontraktion des Zwerchfells, die durch die Anstrengung hervorgerufen wird, vorgetrieben. In dem akuten Stadium ist die Lähmung meist doppelseitig und diffus, ergreift somit alle Muskeln der Bauchwand. Es kann aber vorkommen, daß sie nur auf der einen Seite auftritt, in seltenen Fällen sogar, wenigstens schon kurze Zeit nach der Erkrankung, hauptsächlich nur an einzelnen Muskeln. Dann tritt natürlich nur auf der gelähmten Seite eine Hervorwölbung des Bauches auf, auch wird der Nabel nach der gesunden Seite hin verzogen. Bei der partiellen Lähmung entsteht eine mehr abgegrenzte hernienartige Hervorwölbung der Bauchwand, und solche begrenzten Affektionen der Bauchmuskulatur können eine große Ähnlichkeit mit Lumbalhernien darbieten. Die Bauchmuskelaffektion bei der akuten Poliomyelitis wurde schon von Duchenne erwähnt; erst durch die Untersuchungen von Medin, Ibrahim und Herrmann, Oppenheim, Wickman, Petrén, Ed. Müller, Foerster u. a. ist derselben größere Aufmerksamkeit geschenkt worden. Gelegentlich kann sie das einzige Symptom auf motorischem Gebiete bei der Heine-Medinschen Krankheit sein (Straßburger, Foerster). Bei den Fällen des letztgenannten Autors kombinierte sich die Bauchmuskellähmung mit einer sehr hartnäckigen Verstopfung, die er auf eine Lähmung der Darmmuskulatur zurückführt, in einigen derselben begannen die Lähmungen in den Bauchmuskeln.

Wie oben erwähnt wurde, fand Ed. Müller die Bauchmuskeln nächst den Beinen am häufigsten ergriffen. Ich finde diese Tatsache deshalb von nicht geringem Interesse, weil sie andeutet, daß auch in nicht letalen Fällen dieselben Verhältnisse vorwalten, wie ich sie für die tödlichen festgestellt habe, nämlich daß die Veränderungen im Rückenmarke in der Längsausdehnung kontinuierlich sind. Dies gilt für das Frühstadium. Im späteren Verlaufe bilden sich die Rumpflähmungen, wie soeben erwähnt wurde, gewöhnlich zurück und so entsteht unter Umständen ein Krankheitsbild, das den Eindruck einer disseminierten Myelitis macht.

Auch die Atmungsmuskulatur kann beteiligt sein, und zwar werden die Intercostalmuskeln häufiger als das Diaphragma betroffen. Beide Arten bedingen Funktionsstörungen, die nach meinen Erfahrungen stärker bei der Diaphragmalähmung hervortreten. Bei dem Betroffensein der Intercostalmuskeln sind die Bewegungen des Brustkastens eingeschränkt, resp. ganz aufgehoben, so daß dieser starr steht und die Atmung ausschließlich von dem Diaphragma besorgt wird. Die Intercostallähmung ist gewöhnlich beiderseitig, kann aber, wie Medin, Foerster und Spieler beobachtet haben, auch einseitig auftreten.

Bei der Diaphragmalähmung tritt, wie erwähnt, die Funktionsstörung stärker hervor und zeigt die für die Affektion charakteristischen Symptome: Einziehung des Epigastriums während der Inspiration, Hervorwölbung während der Exspiration.

Die Lähmung der Respirationsmuskeln hat eine ganz besondere prognostische Bedeutung. Werden sowohl die Intercostalmuskeln wie das Diaphragma in ausgiebigem Maße ergriffen, so droht natürlich Erstickungsgefahr. In späteren Stadien begünstigt die Affektion der Respirationsmuskeln das Auftreten von Pneumonien.

Nicht so selten wird die Halsmuskulatur ergriffen, am häufigsten wohl bei den aufsteigenden Formen der Krankheit. Betrifft die Lähmung sowohl die Beuge- wie die Streckmuskulatur, so ist die Funktionsstörung ziemlich charakteristisch. Die Kranken können den Kopf nicht vom Kissen aufheben, und wenn sie aufgerichtet werden, folgt der Kopf nicht mit, sondern hängt nach hinten über. Erst wenn der Körper ein wenig nach vorn geneigt ist, sinkt der Kopf auch nach vorn oder nach der Seite, wobei er, dem Gesetze der Schwere folgend, sich völlig passiv verhält. Meist sind begleitende Extremitätenlähmungen zu beobachten. Während der schwedischen Epidemie von 1905 kamen indessen wenigstens 3 Fälle von isolierten Halsmuskellähmungen vor. Wickman hat einen Fall aus der Stockholmer Epidemie 1899 beschrieben, bei dem die Affektion sich auf die Halsmuskulatur beschränkte und der auch insofern von Interesse ist, als wahrscheinlich die Pyramidenbahnen bei ihrem Durchtritt durch das Cervicalmark geschädigt waren, da eine Steigerung des Kniephänomens nebst Fußklonus konstatiert werden konnte.

Fälle mit vorwiegender Lokalisation im Cervicalmark bis hinauf zu dem obersten Cervicalsegment und zum Teil bis hinein in die Medulla oblongata mit Beteiligung einzelner Hirnnerven belegt Erb mit dem Namen Poliomyelitis anterior acuta superior. Diese Form wurde übrigens schon vorher von Foerster beschrieben.

Gelegentlich ist das Auftreten des oculo-pupillären Symptoms (Verengung der Lidspalte und der Pupille) beobachtet worden (Wickman, Oppenheim, J. Hoffmann, Spieler, Lindner und Mally).

Blasen- und Mastdarmstörungen. Obgleich schon Heine beobachtet hatte, daß Blase und Mastdarm vorübergehend geschwächt sein können, wurde meist allgemein angenommen, daß Blasenstörungen bei den spinalen Kinderlähmungen nicht vorkommen. Medin fand indessen in mehreren Fällen während des Fieberstadiums eine Urinretention, die gelegentlich eine Katheterisierung notwendig machte. Aus der schwedischen Epidemie 1905 sind mir nicht wenige Fälle von Harnverhaltung bekannt, nur einzelne dagegen von Urininkontinenz. Auch Zappert fand Blasenstörungenen nicht selten. Ed. Müller zählt sie sogar zu den gewöhnlichsten Krankheitserscheinungen des Frühstadiums, deren Häufigkeit unterschätzt wird, weil sie flüchtiger und leichter Natur sind. In der Tat schwinden sie bald und halten nur in seltenen Fällen längere Zeit an. Dieser Umstand könnte dafür sprechen, daß die Störungen der Harnentleerung als ein febriles Epiphänomen angesehen werden könnten. Indessen halte ich es für wahrscheinlich, daß die Blasenstörungen meist auf Veränderungen des Nervensystems beruhen und nicht nur als Nebenerscheinungen einer akuten febrilen Krankheit anzusehen sind. Gegen letztere Annahme spricht schon der Umstand, daß sie bei der Heine-Medinschen Krankheit viel gewöhnlicher zu sein scheinen, als bei irgendwelcher anderen Infektionskrankheit, ein Unterschied, der sich gewiß viel stärker geltend machen würde, wenn es sich nicht hier zum großen Teile um kleine Kinder handelte, bei denen die Unregelmäßigkeiten der Urinentleerung, vor allem die Inkontinenz sehr oft übersehen werden. Für ihre organische Natur spricht, daß sie doch in einer ganzen Reihe von Fällen einige Zeit andauern und daß sie fast nur bei Lähmungen der Beine vorkommen, wie dies auch Krause und Ed. Müller hervorheben. Indessen hat Spieler eine länger andauernde schwere Urinretention bei Parese des einen Beines beobachtet, Peiper dagegen dieselbe Erscheinung neben einer

Armlähmung. Nach Oppenheim spricht das seltene Vorkommen von Sphinkterenlähmung bei dieser Krankheit zugunsten der Ansicht von L. R. Müller, daß Blasen- und Mastdarmzentren nicht im Rückenmark, sondern in den sympathischen Ganglien zu suchen sind. Die von Forssner und Sjövall u. a. nachgewiesene Affektion dieser letzteren bei der Heine-Medinschen Krankheit erklärt auch unter dieser Voraussetzung ohne weiteres das Auftreten der erwähnten Anomalien. Vielleicht könnte gerade die Art des von den betreffenden Autoren erhobenen Befundes für die Flüchtigkeit der Symptome herangezogen werden, denn in der Regel sind die Ganglienzellen nur wenig oder gar nicht angegriffen, während die interstitiellen Alterationen überwiegen. Es wären demnach die Blasenstörungen den flüchtigen Lähmungen gleichzusetzen.

Verhalten der Sensibilität. Es muß als Regel gelten, daß die Heine-Medinsche Krankheit im allgemeinen keine objektiven Sensibilitätsstörungen zeitigt. Indessen sind eine Reihe von Fällen bekannt, wo tatsächlich solche sich nachweisen ließen. Medin beobachtete ein Kind, das eine nach einiger Zeit wieder schwindende vollständige Anästhesie der Beine zeigte. Einen ähnlichen Fall sah P. Krause. Wickman erwähnt einen Kranken, der eine deutliche Herabsetzung des Schmerzgefühls an den Beinen zeigte; teilweise war auch die Temperaturempfindung, die wenigstens etwa 1 Jahr nach dem Eintritt der Erkrankung unverändert blieb, geschädigt. Vulpian, Seeligmüller, Oppenheim und Wickman berichten über eine Herabsetzung des Gefühls für den faradischen Strom. Diese wurde von mir ziemlich regelmäßig gefunden und zwar als eine dissoziierte Störung bei völligem Unversehrtsein der übrigen Qualitäten. Ed. Müller konnte bei Erwachsenen im Beginn der Krankheit eine ausgebreitete Hypästhesie hauptsächlich der Schmerz- und Temperaturempfindung nachweisen und glaubt, daß dies Symptom in dem Anfangsstadium ganz gewöhnlich ist, daß es aber teils wegen des flüchtigen Charakters, teils wegen des niedrigen Alters der meisten Kranken dem Beobachter leicht entgeht. In einem Falle war die Störung stark hervortretend. Bei der Dissoziation der Gefühlsstörung liegt es am nächsten, dieselbe auf eine Hinterhornläsion zurückzuführen, eine Annahme, die auch mit den pathologisch-anatomischen Befunden in Einklang steht.

Cerebrospinalflüssigkeit. Die oft hervortretenden meningitischen Symptome und die regelmäßig sich findenden Rundzelleninfiltrate der Pia machen es von vornherein wahrscheinlich, daß die Cerebrospinalflüssigkeit Abweichungen vom Normalen aufweisen wird. In der Tat ist dies auch der Fall. Die ausgedehntesten diesbezüglichen Untersuchungen haben Wollstein und Ed. Müller gemacht. Der letzterwähnte Autor fand dabei fast stets einen hohen Druck, selbst noch einige Wochen nach dem Krankheitsbeginn. Die Flüssigkeit war vollkommen klar und völlig steril, von erhöhtem Eiweißgehalt, und gab deutliche Kochsalzfällung auf Zusatz von Silbernitrat. Der Zellgehalt des nicht sichtbaren Zentrifugats war spärlich und bestand aus einzelnen Lymphocyten. Etwa dieselben Resultate ergaben die Untersuchungen von Wollstein. Andere Untersucher haben dagegen einen erhöhten Gehalt von Lymphocyten gefunden (Guinon und Paris, Triboulet und Lippmann, Achard und Grenet, Brissaud und Londe, Starr, Petrén und Ehrenberg [in mehreren Fällen] u. a.). In einigen Fällen fanden sich sowohl Leukocyten wie Lymphocyten, erstere aber in Minorität, nur ganz ausnahmsweise (Raymond und Sicard, Netter) hatten sie das Übergewicht. Die fast eindeutigen Befunde der cytologischen Untersuchungen stimmen also überein mit denjenigen der mikroskopischen Untersuchungen, die ein lymphocytäres Infiltrat der Pia ergeben haben. In vereinzelten Fällen (Spieler, Netter) bildete sich in der klaren Flüssigkeit beim Abstehen ein Gerinnsel.

Über die Bakterienbefunde in der Cerebrospinalflüssigkeit, die übrigens nichts mit der Ätiologie der Krankheit zu tun haben, habe ich schon in dem Abschnitt über die Ätiologie gesprochen.

An dieser Stelle sei noch erwähnt, daß Wollstein ebenso wie Römer und Joseph Komplementbindungsversuche mit der Cerebrospinalflüssigkeit in mehreren Fällen gemacht haben, immer mit negativem Resultate.

Definitives, atrophisches Stadium. Es wurde schon mehrmals erwähnt, daß die Lähmungen sich teilweise oder sogar vollständig zurückbilden. Bei geeigneter Behandlung dehnt sich die Zeit, innerhalb der noch eine Rückbildung oder Besserung möglich ist, aus und wird meist auf etwa 1 Jahr, von einigen Autoren noch auf länger, angesetzt. Endlich tritt aber ein Zeitpunkt ein, von dem an die vorhandenen Lähmungen stationär bleiben. Die Krankheit ist damit in das chronische, definitive Stadium übergegangen. Dieses bildete den Hauptgegenstand der älteren Arbeiten von Heine, Duchenne, Charcot, Seeligmüller u. a., die es fast erschöpfend beschrieben haben.

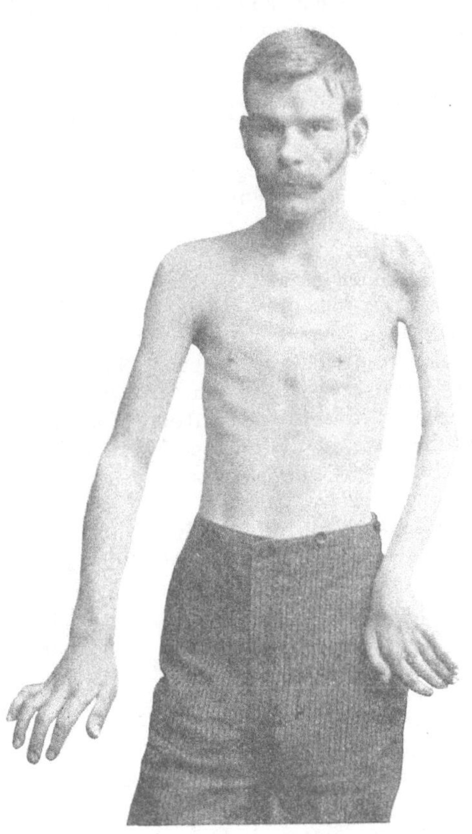

Abb. 2. Spinale Form der Heine-Medinschen Krankheit mit Lähmung und Atrophie des linken Armes seit den Kinderjahren. Die Muskeln des Schultergürtels sind am stärksten betroffen.
(Nach Byrom Bramwell.)

Was dieses Stadium charakterisiert, sind außer den stabilen Lähmungen und der Atrophie der betroffenen Muskeln gewisse mehr sekundäre Erscheinungen, nämlich Deformitäten, Veränderungen an dem Knochen- und Gelenkapparat, Wachstumsanomalien und vasomotorische Störungen.

In den dauernd gelähmten Muskeln bleibt eine mehr oder weniger ausgeprägte Atrophie (Abb. 2) zurück, die in einzelnen Fällen durch eine Pseudohypertrophie verdeckt wird. Gewöhnlich tritt aber die Atrophie und die dadurch bedingte Veränderung der Konfiguration der Glieder ziemlich stark hervor. Gelegentlich sind fibrilläre Zuckungen in den atrophischen Muskeln beobachtet worden (J. Hoffmann).

Die häufigste Deformität ist der Spitzfuß, Pes equinus (Abb. 3). Dieser entsteht bei den bettlägerigen Kranken durch das Herabsinken des Fußes und den Druck der Decke. Anfangs noch reponibel, wird er später durch Retraktion der Muskeln fixiert. Die Contractur der nicht gelähmten Plantarflexoren des Fußes selbst spielt natürlich auch eine Rolle bei der Entstehung der Deformität. Auch als eine Kompensationsvorrichtung für das geringere Wachstum des betroffenen Beines kann der Spitzfuß allmählich entstehen.

Viel seltener als der Spitzfuß sind Pes varus (der sich aber öfters mit ersterem kombiniert), Pes valgus und Pes calcaneus. Auf die Entstehungsweise dieser Deformitäten gehe ich hier ebensowenig näher ein wie auf die Umänderungen der Knochen und Gelenkflächen, da dieses Gebiet sich allmählich mehr zur Domäne der orthopädischen Chirurgie entwickelt hat und auch für diesen Zweig der Medizin mehr Bedeutung und Interesse hat als für die Neurologie.

Die Entstehung der erwähnten Deformitäten setzt meist voraus, daß die Lähmung nicht sämtliche Muskelgruppen betroffen hat. Ist dies der Fall, so entsteht leichter ein Schlottergelenk, das sich sowohl am Sprunggelenk als auch an den anderen Gelenken ausbilden kann, am häufigsten aber am Schulter- und Hüftgelenk beobachtet wird.

Am Kniegelenk ist häufig eine Hyperextension, oft ein mehr oder weniger ausgeprägtes Genu recurvatum zu bemerken. Die Hyperextension läßt sich auch bei außerordentlich wenig ausgeprägten Paresen nachweisen und ist meiner Erfahrung nach sogar nicht ohne diagnostische Bedeutung. Seltener als das Genu recurvatum sind Genu valgum (Abb. 3) und Genu varum. Es besteht im Kniegelenk in gewissen Fällen auch eine Beugecontractur.

In einer großen Anzahl der Fälle findet sich eine Skoliose (Abb. 4). Diese kann teils eine statische, als Folge einer Lähmung und Verkürzung des einen Beines oder auch eine paralytische als Folgeerscheinung einer einseitigen Rückenmuskellähmung sein. Nach Ansicht der meisten Untersucher (Meßner, Kirmisson, Vulpius u. a.) ist die Konvexität in der Regel nach der gesunden Seite hin gerichtet. Indessen hat Carles eine Reihe von Fällen beschrieben, in denen das Verhältnis ein gerade entgegengesetztes war. Der Mechanismus der Skoliose ist trotz vieler darauf gerichteter Arbeit keineswegs aufgeklärt.

Seltener als die Skoliose ist die paralytische Kyphose und die Lordose. Letztere kann sowohl infolge der Lähmung der Rückenmuskulatur als auch derjenigen der Bauchmuskulatur entstehen.

Bei einseitiger Lähmung der Halsmuskulatur kann durch Contractur des Sternocleidomastoideus der gesunden Seite ein paralytischer Schiefhals, Torticollis paralyticus, entstehen, eine im ganzen seltene Form.

Wenn vielleicht in neuerer Zeit die Contracturen und Deformitäten, wie gesagt, mehr in das Studiengebiet der orthopädischen Chirurgen übergegangen sind, so verdienen sie doch von seiten der internen Mediziner und der Neurologen die allergrößte Beachtung, da gerade diese die Entstehung der betreffenden Folgeerscheinungen der Lähmungen am besten verhindern können. Dies ist von außerordentlich großer Wichtigkeit, weil die Aufgabe des Chirurgen durch das Vorhandensein der Deformitäten in ganz wesentlichem Maße erschwert wird. Wie weit die Deformitäten gehen können, zeigen die beiden beigegebenen Abbildungen.

Als Regel gilt, daß die Extremitäten, wenigstens wenn sie in ausgiebiger

Weise betroffen waren, im Wachstum zurückbleiben. Dabei ist der Knochen atrophisch, wie dies schon von Heine durch Palpation festgestellt und neuerdings durch Röntgenuntersuchung bestätigt wurde (Johannesen, Achard und Lévi, Oppenheim u. a.).

Indessen ist in wenigen Fällen (Seeligmüller, Kalischer, Neurath, Oppenheim) beobachtet worden, daß umgekehrt eine Verlängerung der gelähmten Extremität eintreten kann. Es sind für dieses paradoxe Verhalten der Knochen verschiedene Deutungen versucht worden. Seeligmüller nimmt an, daß die Entlastung eine Elongation hervorrufen kann, während Kalischer trophische Einflüsse als Erklärungsgrund aufstellt. Nach Neurath

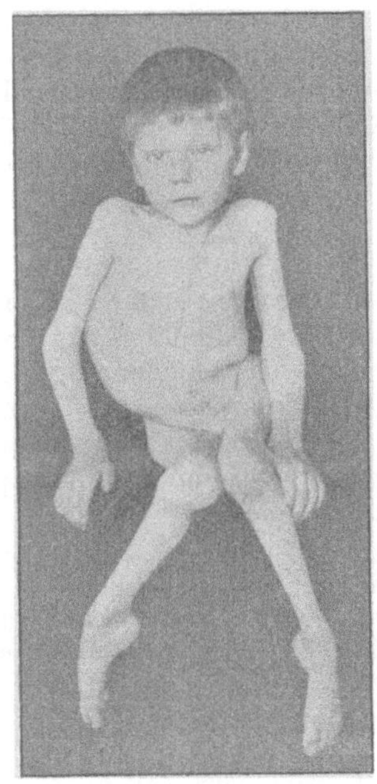

Abb. 3.

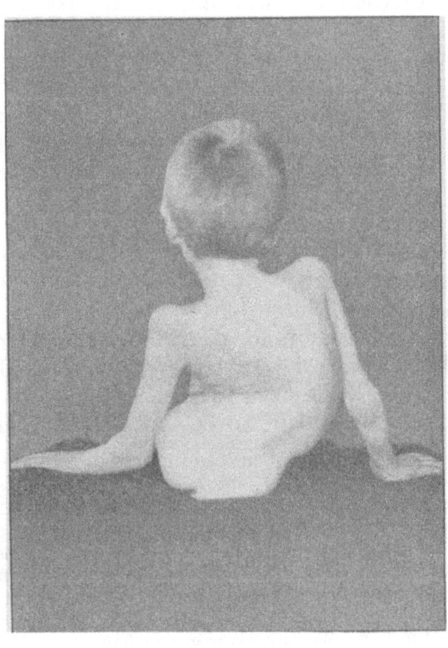

Abb. 4.

Abb. 3 und 4. Spinale Form der Heine-Medinschen Krankheit mit ausgedehnten Lähmungen und Deformitäten.

(Nach Johannessen.)

ist die Verlängerung nur eine scheinbare und vorübergehende. Sie soll nur bei rachitischen Kindern in verhältnismäßig frischen Fällen auftreten, indem durch die einseitige Belastung des nicht gelähmten Beines hier die bestehende Rachitis sich stärker geltend mache, was eine Wachstumshemmung zur Folge habe. Dabei wachse das gelähmte Bein weiter und werde erst später nach der Ausheilung der Rachitis von dem nichtgelähmten überholt.

Die vasomotorischen Störungen äußern sich hauptsächlich durch Abnahme der Hauttemperatur und durch Cyanose. Schon v. Heine hatte diese Erscheinungen beschrieben und die bedeutenden Temperaturunterschiede der gelähmten und der gesunden Extremität, die beträchtliche Grade erreichen kann, festgestellt.

Higier beschreibt bei einigen Fällen eine auffallende Trockenheit der Haut, die sich auf die gelähmten Extremitäten beschränkte.

Ebenfalls als vasomotorische Störung ist wohl das harte Ödem aufzufassen, das Oppenheim in einem Falle beobachtete und das so stark war, daß es eine Hypertrophie des betreffenden Beines vortäuschte.

Von sonstigen Anomalien bei der Heine-Medinschen Krankheit erwähnt Oppenheim die übermäßige Entwicklung des Penis bei jugendlichen Individuen, ebenso die frühzeitige Behaarung des Mons veneris.

Rezidiv. Es wurde schon bei der Besprechung der Initialsymptome erwähnt, daß dieselben sich in zwei Schüben entwickeln können, und daß ab und zu der zweite Schub sich als ein Rezidiv darstellt, nachdem der Kranke schon von der ersten Attacke wieder hergestellt war. Dasselbe kann sich bei schon vorhandener Lähmung ereignen. Solche Fälle haben Medin, Auerbach, Leegaard, Neurath, Foerster und Schwartz (New Yorker Epidemie) u. a. erwähnt. Das Intervall zwischen den beiden Attacken kann Wochen bis Monate betragen. Diese Rezidivfälle stehen in einem gewissen Widerspruch zu den Erfahrungen sowohl klinischer und epidemiologischer als auch experimenteller Natur, die lehren, daß nach einer einmaligen Infektion eine Immunität eintritt.

2. Die unter dem Bilde der sogenannten Landryschen Paralyse verlaufende Form. Es wurde früher erwähnt, daß die Lähmungen oft einen deutlich fortschreitenden Verlauf nehmen, indem die verschiedenen Körperabschnitte nacheinander und zwar in ziemlich kontinuierlicher Reihenfolge ergriffen werden. Treten in solchen Fällen noch Respirationsstörungen hinzu, die bald den Tod herbeiführen, so entsteht der Symptomenkomplex, der in der Literatur als Landrysche Lähmung bezeichnet wird.

Landry beschrieb nämlich im Jahre 1859 ein Krankheitsbild, in dem eine meist an den Beinen einsetzende, nach oben fortschreitende und mit Respirationsparalyse endigende schlaffe Lähmung das hervorstechendste Symptom bildete. Dabei war die Sensibilität entweder intakt oder wenig herabgesetzt, die elektrische Reaktion nicht verändert und der Obduktionsbefund ein negativer. Diese beiden letzterwähnten Charakteristika wurden später aufgegeben. Man beobachtete nämlich eine Reihe von Fällen, in denen bei den mikroskopischen Untersuchungen Veränderungen erhoben wurden. Meist fand sich eine multiple Neuritis oder eine akute Myelitis, gelegentlich auch eine akute Poliomyelitis (z. B. Immermann, Mönckeberg, Schmaus). Wickman zeigte dann, daß die tödlichen Fälle der Poliomyelitis acuta gerade unter dem betreffenden Krankheitsbilde verliefen, und daß eine ganze Reihe von Fällen, die unter der Diagnose Landrysche Paralyse mit myelitischen Veränderungen veröffentlicht worden waren, nichts anderes als eine akute Poliomyelitis darstellten. Diese Ausführungen wurden auch durch die Erfahrungen aus den späteren Epidemien bestätigt.

Diese Form setzt meist an den Beinen ein. Nach den gewöhnlichen Initialsymptomen werden die Beine gelähmt, die Lähmung schreitet nach oben fort, ergreift die Bauch- und Rückenmuskulatur, die Arme und die Halsmuskulatur, und schließlich treten Bulbärerscheinungen hinzu, indem teils die Gehirnnerven ergriffen werden, teils auch offenbar das Respirationszentrum in Mitleidenschaft gezogen wird, so daß die Kranken unter dyspnoischen Erscheinungen zugrunde gehen. Der Tod tritt meist am dritten bis vierten Tage ein. Gewöhnlich ist das Bewußtsein bis zum Ende klar, in selteneren Fällen kann auch ein Koma dem Tode vorangehen, ab und zu ist der Cheyne-Stokessche Respirationstypus beobachtet worden. Die Sensibilität ist entweder intakt oder nur wenig abgestumpft.

Wenn es zu Respirationsstörungen kommt, ist der Ausgang meist fatal.

Nur in seltenen Fällen sieht man diese zurückgehen und die Kranken am Leben bleiben. Sie tragen wohl immer die Zeichen einer stark verbreiteten spinalen Form der Krankheit davon, gelegentlich vielleicht auch mit einer Lähmung einzelner Kopfnerven verbunden.

Seltener als die aufsteigende ist die absteigende Form. Nach der ursprünglichen Beschreibung von Landry sollen die Erscheinungen hier in dem Bereiche des Bulbus einsetzen, um sich dann nach unten zu verbreiten. Bei dieser Fassung des Begriffes der absteigenden Form ist diese sicher sehr selten. Gewöhnlich bezeichnet man auch so diejenigen Fälle, die an den Armen einsetzen, dann die Beine und schließlich den Bulbus ergreifen, also eigentlich eine Art Zwischenform zwischen den reinen auf- und absteigenden Typen. Gelegentlich können die Beine überhaupt verschont bleiben und der Kranke geht nach dem Auftreten einer Armlähmung an Respirationsbeschwerden in kurzer Zeit zugrunde.

Der erwähnte fortschreitende Verlauf mit terminalen Respirationsstörungen tritt am deutlichsten bei Erwachsenen hervor, da diese ja die Entwickelung der Krankheit selbst verfolgen können. Das erwähnte Krankheitsbild kann auch hier in der großen Mehrzahl der letalen Fälle festgestellt werden. Dasselbe gilt auch bei etwas älteren Kindern und bei genügend genauer Beobachtung auch bei jüngeren, obgleich die Schwierigkeiten hier natürlich viel größer sind.

Beiläufig möchte ich bemerken, daß die ursprüngliche Landrysche Forderung des negativen Ausfalls der elektrischen Untersuchung für die meisten der hier in Frage kommenden Fälle zutrifft, da die Kranken nämlich in der Regel zugrunde gehen, ehe die entsprechenden Veränderungen Zeit hatten, sich auszubilden.

Bei der schwedischen Epidemie von 1905 wurde direkt mitgeteilt, daß von den in den ersten 2 Wochen gestorbenen 159 Kranken 45 Fälle unter dem genannten Krankheitsbilde tödlich endeten (32 auf-, 13 absteigende Paralysen). Diese Zahlen sind aber zu niedrig, da für die meisten Todesfälle nur ganz im allgemeinen angegeben wurde, daß die Kranken ausgedehnte Lähmungen gezeigt hatten, ohne daß der Krankheitsverlauf näher charakterisiert wurde. Damit soll nicht gesagt werden, daß nicht auch andere Todesarten vorkommen, ich denke besonders an die unter meningitischen Erscheinungen verlaufenden Fälle — sie sind aber nach meiner Erfahrung viel seltener als die oben geschilderten. Zappert fand bei der österreichischen Epidemie unter 29 Todesfällen 14 Fälle von Landryscher Paralyse. Er hebt hervor, daß diese besonders die älteren Kinder betrafen, während bei Kindern in den ersten 4 Jahren die cerebralen Erscheinungen überwogen. Wenn dies auch in gewissen Epidemien gelegentlich der Fall sein kann, so glaube ich doch, daß der Unterschied zum größten Teil darauf zurückzuführen ist, daß der Krankheitsverlauf sich bei älteren Individuen viel leichter feststellen läßt.

Auch zahlreiche andere Angaben aus den letzten Epidemien bestätigen, daß der Tod meist unter dem Bilde der Landryschen Lähmung erfolgt.

3. Die bulbäre (Medin) oder pontine Form (Oppenheim). Wenn man von ganz vereinzelten und zudem nicht ganz einwandsfreien Beobachtungen absieht (Eisenlohr), ist Medin der erste, der die Mitbeteiligung der Gehirnnerven als eine nicht gerade ungewöhnliche Komplikation der spinalen Kinderlähmung erwähnt, und ganz besonders kommt ihm das Verdienst zu, den ätiologischen Zusammenhang gewisser isolierter Gehirnnervenlähmungen mit der infantilen Spinallähmung erkannt zu haben.

Es wurde schon bei der Besprechung der spinalen Form erwähnt, daß in einem nicht gerade geringen Prozentsatz die Kopfnerven von der Erkrankung mitbetroffen sind. Nun kann die spinale oder cerebrale Komponente im Krankheitsbilde besonders stark hervortreten. Bald ist die letztere nur wenig ausgesprochen und zudem flüchtiger Natur und bildet dann nur eine Komplikation des spinalen Symptomenkomplexes. Bald aber treten die spinalen Erscheinungen mehr in den Hintergrund, und Erscheinungen von seiten des Bulbus oder des Gehirnstammes sind hauptsächlich hervorstechend. Hier wie überall bei den verschiedenen Formen dieser Krankheit sind die Grenzen fließend. Als ein Beispiel möchte ich nur einen Fall von Ed. Müller anführen, in dem bei vorhandener Facialislähmung eine auffallende Hypotonie der Muskulatur mit Fehlen des Kniephänomens an der einen Seite bestand.

Es kommen nun aber Fälle vor, die nur Symptome von seiten des Bulbus, Pons und Gehirnstammes zeigen: die bulbäre oder pontine Form.

Am häufigsten ist der Facialis betroffen, und zwar in der Regel sowohl der obere wie der untere Ast (Abb. 5 u. 6). Die Lähmung kann sich mit Atrophie und Verlust der elektrischen Erregbarkeit verbinden, wie Fälle von Oppenheim und Wickman lehren. Indessen ist die Prognose der Facialisparalysen bei der Heine-Medinschen Krankheit im allgemeinen eine gute, die Lähmung, die übrigens von Anfang an oft nicht vollständig war, geht später zurück oder hinterläßt nur geringe Spuren. Besonders scheinen diejenigen Facialisparalysen eine gute Prognose zu haben, die als eine Komplikation der spinalen Form auftreten. Daß es sich auch in solchen vorübergehenden Fällen um eine und zwar nicht geringgradige Kernaffektion handelt, hat Wickman in einem anatomisch untersuchten Falle gezeigt. Die Facialislähmung ist in der Regel einseitig, nur in seltenen Fällen ist eine Diplegia facialis beobachtet worden (Medin, Ed. Müller). In einem Falle von Spieler war die Facialislähmung mit einer homolateralen Geschmacksstörung vergesellschaftet.

In mehreren Fällen assoziierte sich der Lähmung des Facialis eine solche des Hypoglossus (Abb. 6). Die betroffene Zungenhälfte fühlt sich schlaff an, in späteren Stadien wird sie zuweilen atrophisch. Die Kranken haben ein Gefühl von Schwerfälligkeit bei den Zungenbewegungen. Indessen ist ja bekannt, daß einseitige Lähmungen des Hypoglossus keine allzu großen Störungen verursachen. Doppelseitige Lähmungen sind meines Wissens noch nicht bei einem überlebenden Falle beobachtet, sie sind vielleicht bei den tödlichen, wo eine Schlucklähmung sich einstellte, vorgekommen.

Von Augennervenlähmungen sind solche, die auf einer Affektion des Abducens und Oculomotorius beruhen, nicht selten beobachtet worden. Ersterer ist meiner persönlichen Erfahrung nach häufiger als letzterer affiziert gewesen.

In einigen Fällen sehen wir eine Kombination von Abducens- und Oculomotoriuslähmungen, eventuell auch mit Beteiligung des Trochlearis. Es kommt dann zu einer mehr oder weniger vollständigen Ophthalmoplegie. Über solche Fälle haben Medin und Wickman berichtet. Meist ist die Affektion einseitig. Indessen habe ich in der Czernyschen Kinderklinik in Breslau während der dort herrschenden Epidemie 1909 ein kleines Kind gesehen, das nach einem kurzen Vorstadium von Allgemeinerscheinungen, unter denen besonders ein sehr starkes Schwitzen hervortrat, von einer bilateralen Ophthalmoplegia externa betroffen wurde. Die Augen waren vollständig bewegungslos nach vorn gerichtet, es bestand beiderseits eine deutliche, aber nicht vollständige Ptosis. Dagegen war die Akkomodation ebenso wie die Konvergenz erhalten. Über einen analogen Fall der Wiener Epidemie berichtet Takahashi. Hier war ebenfalls beiderseits eine Lähmung der äußeren Oculomotoriusäste und des Trochlearis vorhanden, es bestand zugleich aber eine leichte Lähmung des Facialis und des linken Hypoglossus.

In den ersterwähnten Fällen von einseitiger Ophthalmoplegie war der M. levator palpebrae verschont. Indessen kann eine Ptosis als isoliertes Symptom einer Augenmuskellähmung bei der Heine-Medinschen Krankheit vorkommen (Wickman). Von anderen Augenerscheinungen wurde in vereinzelten Fällen Nystagmus beobachtet (Medin, Ed. Müller, Netter).

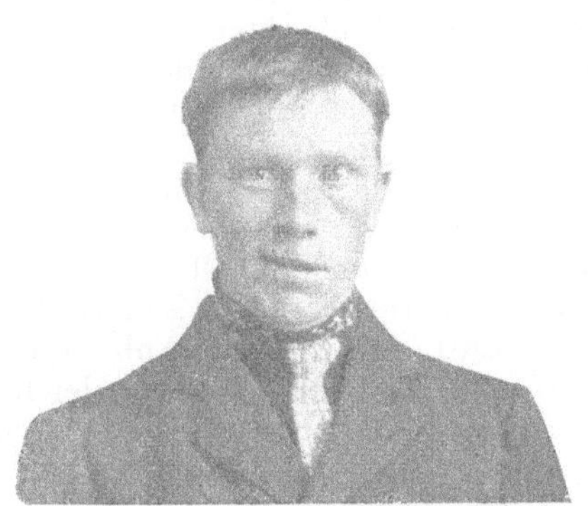

Abb. 5.

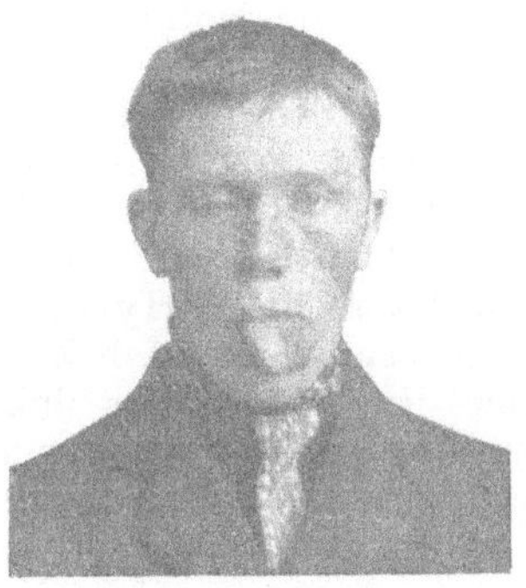

Abb. 6.

Abb. 5 und 6. Bulbäre Form der Heine-Medinschen Krankheit mit Lähmung des linken Facialis und des linken Hypoglossus.

In Abb. 6 versucht Patient die beiden Augen zu schließen.

(Eigene Beobachtung.)

Um die Augenstörungen im Zusammenhange zu erledigen, sei hier erwähnt, daß auch der Opticus in seltenen Fällen bei der Heine-Medinschen Krankheit beteiligt sein kann. So fand Tedeschi in einem abgelaufenen Falle eine vollständige Amaurose und Opticusatrophie des linken Auges, und Wickman konnte in einem frischen Falle eine Neuritis optica nachweisen. Dagegen fand Ed. Müller den Augenhintergrund immer völlig normal.

Eine Störung im Bereiche des Trigeminus ruft eine Lähmung der Kiefermuskulatur hervor, wie schon Medin beobachtete und wie auch von anderen Autoren (Wickman, J. Hoffmann, Lindner und Mally) erwähnt wird.

Auch die Funktionen des IX., X. und XI. Nerven können betroffen sein. So wurde in mehreren und dann meist tödlichen Fällen beobachtet, daß das Schlucken gestört war, und zwar trat diese Schlundlähmung in einigen Fällen ganz isoliert auf. Wickman konnte in einem Falle eine halbseitige Gaumensegellähmung als einziges Symptom konstatieren. Wenn keine vollständige Schlundlähmung besteht, kann die Beeinträchtigung des muskulären Apparates durch eine auffallende Neigung der Kranken, sich zu verschlucken, erkenntlich werden.

Auch eine Beeinträchtigung der Funktion der Larynxmuskulatur (Aphonie, Heiserkeit) kommt vor (Medin, Huet, Wickman, J. Hoffmann).

Störungen der Atmung, von denen schon oben die Rede war, können sowohl von einer Affektion der Centra der Intercostalmuskeln und des Diaphragma als von einer Läsion der Kerne des Nervus vagus abhängen. Es ist nicht immer möglich, die Störungen, die auf diese oder jene Ursache zurückzuführen sind, scharf auseinanderzuhalten. Indessen gibt es eine Art Respirationsstörung, die wahrscheinlich ausschließlich auf Beteiligung des Vagus zurückzuführen ist, nämlich die anfallsweise auftretenden Respirationsbeschwerden, wie sie von Medin und Wickman erwähnt werden. In diesen Fällen bestand außerdem während des Anfalles Tachykardie. Auf eine Affektion des Atemzentrums ist wohl ebenfalls der Cheyne-Stokessche Respirationstypus zurückzuführen, der in einigen Fällen beobachtet wurde.

Von einem Falle mit fast isolierter Beteiligung des Accessorius habe ich schon oben gesprochen. In einigen Fällen während der schwedischen Epidemie 1905 wurde auch eine isolierte Halsmuskellähmung beobachtet.

Außer den Lähmungen der Gehirnnerven finden sich bei der bulbären Form der Heine-Medinschen Krankheit bisweilen auch Symptome, die auf eine Beteiligung der den Bulbus und den Gehirnstamm durchziehenden Bahnen bezogen werden können. Solche Fälle hat Wickman beschrieben. In dem einen derselben bestand neben Lähmungen der Augenmuskeln, des linken Facialis und des rechten Hypoglossus eine Ataxie von cerebellarem Typus. Ähnliche Fälle erwähnen auch Zappert und Spieler. In dem anderen, der eine Lähmung im Gebiete des linken Facialis und Hypoglossus (Abb. 5 u. 6) zeigte, fand sich neben einigen anderen interessanten Symptomen, wie leichtes Skandieren und Silbenstolpern, auch ein geringer Grad von Ataxie der Arme und eine Hyperreflexie der Beine. Auf eine bulbo-pontine Herkunft führt J. Hoffmann das von ihm in zwei Fällen beobachtete Symptom des Schwindels zurück (in einem Falle vom Typus des Drehschwindels).

Bezüglich der Frequenz der Gehirnnervenaffektionen hier einige Angaben: Medin fand unter 64 (oder 65) Fällen 9 Fälle einer Fazialisaffektion, die dreimal das einzige Symptom der Krankheit darstellte. In 5 Fällen wurde eine Lähmung des Hypoglossus, in 6 des Abducens festgestellt. Der Accessorius war in 4 Fällen beteiligt, der Oculomotorius in 3, der Trigeminus in einem und der Vagus in einem oder 2.

Bei der schwedischen Epidemie 1905 konnte ich folgende Zahlen erheben:

	Kopfnerven in Verbindung mit Spinalnerven betroffen	Kopfnerven allein betroffen
VII	12	14
XII	9	9
Augen	5	3
VI	4	2
III	4	2
IX—XI	5	4
V	2	—
II	1	—
	42	34

Da die erwähnten 42 verschiedenen Lähmungen sich auf 34 Kranke beziehen, die 34 isolierten Kopfnervenaffektionen aber auf 22 Kranke (s. S. 44), so ist daraus ersichtlich, daß bei einer Reihe Patienten die Kopfnervenlähmungen kombiniert auftraten.

Leegaard fand bei 311 Lähmungsfällen nur zweimal isolierte Affektion des Facialis (0,64 Proz.), dreimal war sie mit spinalen Lähmungen kombiniert. Einmal trat eine Ptosis bei vorhandener Rückenmarkserkrankung auf.

Dagegen konnte Ed. Müller unter 100 Fällen nicht weniger als 13 mal eine Facialisparese beobachten, dreimal einseitige Abducensparesen, dagegen keine Affektion der anderen Kopfnerven.

Zappert konnte bei 290 Fällen ca. 25 mal eine Kombination von Hirnnerven- und Spinalnervenaffektion erheben. Während der österreichischen Epidemie fanden sich auch Fälle, bei denen nur die Kopfnerven befallen waren; Zappert gibt aber für dieselben keine exakten Zahlen an. Über 44 dieser Fälle aus der österreichischen Epidemie hat Spieler genauer berichtet. Es wurden nicht weniger als zwölfmal die Hirnnerven mitbeteiligt gefunden und zwar der Facialis elfmal, Hypoglossus fünfmal, Augenmuskeln zweimal, Gaumensegel zweimal. Bulbäre Sprachstörung wurde einmal beobachtet; zweimal fand sich Nystagmus, viermal Pupillendifferenz (davon aber zweimal auf Rückenmarksläsion zurückzuführen, indem das oculopupilläre Symptom vorhanden war). Von den erwähnten Fällen waren 3 von fast ausschließlich bulbärem bzw. pontinem Typus (davon einer mit hochgradiger cerebellarer Ataxie verbunden), 4 Fälle waren mit Rückenmarkssymptomen kombiniert, während 3 den encephalitischen Typus zeigten.

Aus der New-Yorker Epidemie werden in 752 Fällen folgende Angaben über Kopfnervenbeteiligung gemacht: Gesichtslähmung 27 mal (davon rechts 14, links 4, bilateral 2, ohne Angabe der Seite 7 mal), Augenlider 18 mal, Strabismus 26 mal, Schluckbeschwerden 18 mal, Veränderungen der Sprache 28 mal.

Wie ersichtlich, differieren die Angaben nicht unbeträchtlich. Dies beruht teilweise darauf, daß die Berichte über die meisten Epidemien auf Sammelforschungen fussen, und daß dabei die Primärangaben wahrscheinlich mangelhaft waren. Daß aber auch in dieser Beziehung ebenso wie in anderen die Verhältnisse während verschiedener Epidemien schwanken, dafür geben die Beobachtungen Medins ein gutes Beispiel ab, indem er während der Stockholmer Epidemie 1887 unter 44 (oder richtiger 45) Fällen 8 Facialisparalysen sah, während er 1895 eine Affektion des betreffenden Nerven nur einmal konstatieren konnte.

Den Symptomen von seiten des Bulbus und Gehirnstammes liegen entzündliche Veränderungen zugrunde und die Affektion muß somit, weil vorzugsweise die Alterationen der Gehirnnervenkerne klinisch zum Ausdruck gelangen, nach der geläufigen Nomenklatur auch als Polioencephalitis bezeichnet werden, und zwar unterscheiden wir auch hier eine Polioencephalitis superior von einer Polioencephalitis inferior. Von der ersteren muß man meiner Meinung nach jetzt wenigstens zwei Formen auseinanderhalten, die bekannte Wernickesche und die hier in Frage kommende Form, die ich mit dem Namen Medinsche Form belegen möchte. Sie unterscheiden sich sowohl durch ihre Ätiologie als ihren allgemeinen Verlauf. Erstere ist hauptsächlich durch Intoxikationen, vor allem durch Alkohol hervorgerufen, geht im allgemeinen mit einer Beeinträchtigung des Sensoriums eventuell mit Delirium tremens einher und verläuft meist afebril, nicht selten sogar mit subnormaler Temperatur. Die Veränderungen, die sich bei diesem Typus finden, bestehen hauptsächlich in Hämorrhagien.

Bei der Medinschen Form gestalten sich die Verhältnisse ganz anders. In Übereinstimmung mit der infektiösen Natur der Erkrankung finden wir hier entzündliche Veränderungen des Gehirnstammes. Die Krankheit ist auch eine fieberhafte und zeigt meist nicht die dem ersteren Typus eigenartigen psychischen Störungen. Es bestehen also zwischen dem Wernickeschen und dem Medinschen Typus zwar gewisse Ähnlichkeiten, aber auch ausgesprochene Unterschiede. Indessen sind meiner Meinung nach in der Literatur Fälle von Heine-Medinscher Krankheit unter irrtümlicher Bezeichnung veröffentlicht.

Dies ist sicher noch mehr der Fall bei der zweiten Hauptform, der Polioencephalitis acuta inferior. Diese schließt mehrere Erkrankungsformen in sich ein, die das mit einander gemeinsam haben, daß sie von infektiösen, wenn auch unter sich verschiedenen, Schädlichkeiten hervorgerufen werden, durch ähnliche pathologisch-anatomische Veränderungen charakterisiert sind und auch in symptomatologischer Beziehung sehr große Übereinstimmung zeigen. Eine von diesen Erkrankungsformen ist gerade die bulbäre Form der Heine-Medinschen Krankheit, und es kann somit in differential-diagnostischer Hinsicht nur der ätiologische Gesichtspunkt in Frage kommen. Um den Sachverhalt mit wenigen Worten auszudrücken, stellen die Fälle der Heine-Medinschen Krankheit mit bulbärer Lokalisation eine Polioencephalitis acuta inferior dar, während nicht alle Fälle der letzteren als eine Heine-Medinsche Krankheit aufzufassen sind.

Nachdem dargetan ist, daß während einer Epidemie die Heine-Medinsche Krankheit in einer Facialislähmung ihren Ausdruck finden kann, darf angenommen werden, daß sporadische Fälle derselben Art vorkommen, und daß ab und zu Facialislähmungen, die im allgemeinen als periphere aufgefaßt werden, eigentlich auf entzündlichen Veränderungen der Nervenkerne beruhen. Oppenheim, der selbst einen ähnlichen Fall veröffentlicht hat, erwähnt, daß er wiederholt bei jungen Kindern, bei denen in akuter Weise eine Facialislähmung sich entwickelte, ein febriles Vorstadium von 1—3 Tagen beobachtet habe und fragt sich, ob es sich hier nicht bisweilen um eine pontine Lähmung gehandelt habe. Ich habe selbst einen ähnlichen sporadischen Fall gesehen, dessen Zugehörigkeit zu der Heine-Medinschen Krankheit noch dadurch wahrscheinlicher gemacht wurde, daß der kleine Bruder der Patientin etwa zu derselben Zeit offenbar von einer abortiven Form der Heine-Medinschen Krankheit befallen wurde.

4. Die cerebrale encephalitische Form. Obgleich die Zusammengehörigkeit der spinalen und gewisser Formen der cerebralen Kinderlähmung schon von Vizzioli behauptet wurde, war es erst Strümpell, der uns eine abgerundete Schilderung der cerebralen Form der Heine-Medinschen Krankheit unter dem Namen „akute Encephalitis der Kinder“ (Polioencephalitis acuta) gab. In Frankreich gelangte Pierre Marie zu denselben Anschauungen.

Strümpell beschrieb das Leiden folgendermassen: Nach einem Initialstadium, unter dessen Symptomen außer Fieber und Erbrechen Konvulsionen einen hervorragenden Platz einnehmen, bildet sich eine Lähmung der einen Körperhälfte, einer Extremität oder des Gesichtes aus, mit den gewöhnlichen Charakteren einer cerebralen Lähmung. Es bleiben dann in einer ganzen Reihe von Fällen motorische Reizerscheinungen zurück. Ein nicht geringer Teil der Patienten zeigt zeitlebens epileptische Erscheinungen, die sich zuweilen auf die befallene Seite beschränken können, häufiger aber sich in der Form ausgebildeter allgemeiner epileptischer Anfälle zeigen. Noch häufiger als die Epilepsie ist eine vorzugsweise in der Hand zurückbleibende Athetose. Zuweilen treten Sprachstörungen auf, öfters wurde eine Herabsetzung der Intelligenz und der moralischen Gefühle beobachtet.

Es handelt sich also bei dieser Polioencephalitis acuta um eine besondere Form der cerebralen Kinderlähmung, die ebenso wie die akute Poliomyelitis gerade durch das kurze febrile Vorstadium ihr spezifisches Gepräge erhält. Die Richtigkeit dieser Strümpellschen Lehre schienen die Erfahrungen von Medin ebenso wie eine Reihe anderer Tatsachen zu beweisen. Da aber während der großen Epidemien der letzten Jahre angeblich keine einwandfreien Beweise für die betreffende Anschauung sich ergaben, so wurde die Richtigkeit derselben von mehreren Seiten angezweifelt. Es sei mir darum gestattet, etwas näher auf diejenigen Ergebnisse einzugehen, die zur Stütze der Strümpellschen Lehre angeführt wurden und die Einwände gegen dieselben kurz zu besprechen.

Zuerst mögen die pathologisch-anatomischen Befunde erwähnt werden. Es haben sich in allen frischen Fällen, die daraufhin untersucht wurden, encephalitische Herde im Gehirn gefunden (Redlich, Wickman, Harbitz und Scheel). Dagegen wurde eingewendet, daß diese immer sehr klein waren und keine Symptome während des Lebens gemacht hatten, und daß sie nur als eine Teilerscheinung einer weit ausgebreiteten Erkrankung des Zentralnervensystems zu betrachten sind. Dies ist zwar wahr, aber die betreffenden Kranken waren in der gewöhnlichen Weise unter spino-bulbären Symptomen zugrunde gegangen, bevor ausgedehntere encephalitische Prozesse sich entwickeln konnten, mit Ausnahme von 2 Fällen von Harbitz und Scheel, über die ich wegen ihrer Wichtigkeit etwas eingehender berichten möchte.

Bei dem einem Kranken, einem 39jährigen Manne, der mit Kopfweh, Fieber und starkem Schwitzen erkrankt war, traten nach einigen Tagen Nackensteifigkeit, Erbrechen, Phantasieren, allgemeine Krampfanfälle hinzu; nach vier Tagen linksseitige Hypoglossusparese. Sämtliche Extremitäten rigid. Patellarreflexe gesteigert. Später Zuckungen im linken Unterarm und den Fingern. Bewußtlosigkeit, Tod nach 13tägiger Krankheitsdauer. Bei der Sektion fand sich schon makroskopisch eine starke Entzündung und Erweichung des rechten Temporallappens, der besonders in der vorderen Spitze und an der unteren Fläche ganz weich, beinahe zerfließend war. Die Veränderungen waren am stärksten in der Rinde, erstreckten sich aber 2—3 cm tief in die weiße Substanz hinein, die Grenze derselben gegen die Rinde vollständig verwischend. Derselbe Prozeß reichte bis zur Insula Reilii, wo die Oberfläche ebenfalls erweicht war, hier jedoch nur in einer Tiefe von 2—3 mm. Eine ähnliche Erweichung fand sich an der Medianfläche der beiden Hemisphären, den Gyri fornicati entsprechend, in einer Ausdehnung von 8—10 cm in sagittaler Richtung. Auch hier drang der Prozeß 2—3 mm in die Tiefe. Mikroskopisch fand sich an den erwähnten Stellen, ebenso wie in den Zentralganglien, im Pons, der Medulla oblongata und in den vorderen grauen Hörnern des oberen Cervicalmarkes, eine akute infiltrative Entzündung, wie sie in zahlreichen Fällen von Heine-Medinscher Krankheit gesehen wurde. Im übrigen Rückenmarke wurde nur ein Piainfiltrat nachgewiesen.

In einem anderen Falle, der ein 7jähriges Kind betraf, traten plötzlich Fieber, Erbrechen, Sopor und Zuckungen im linken Ellenbogen und im linken Knie- und Hüftgelenke auf. Rigidität der Nackenmuskeln. Tod nach 4 Tagen. Hier fand sich eine schon mikroskopisch sichtbare akute Encephalitis im linken Thalamus opticus. Sonst überall selbst mikroskopisch normale Verhältnisse, mit Ausnahme einer Hyperämie besonders in der Umgebung des Aquaeductus Sylvii und im Cervicalmark.

Die beiden Fälle wurden in Christiania während der norwegischen Epidemie 1905 beobachtet, Harbitz und Scheel wagen aber nicht zu entscheiden, ob sie dahin gehören, da aus der Stadt nur 13 Fälle von akuter Poliomyelitis bekannt sind. Indessen scheinen mir einerseits die gleichartigen Veränderungen und die in dem ersten Falle bestehende Kombination mit unzweideutigen poliomyelitischen Veränderungen, andererseits das sonst seltene Vorkommnis ähnlicher Fälle dafür zu sprechen, daß es sich hier um Heine-Medinsche Krankheit gehandelt hat. Mit absoluter Sicherheit kann dies freilich nicht behauptet werden.

Auch in älteren Fällen sind makroskopische Befunde erhoben worden.

Lamy fand neben poliomyelitischen Veränderungen in der Lumbalanschwellung im Gehirn vier Herde, die ihren Sitz in der Rinde der linken Hemisphäre hatten, einer entfiel auf den Parietallappen, die anderen auf den Frontallappen. Rossi konnte noch ausgedehntere Zerstörungen der Hirnsubstanz feststellen. Bei einem 34jährigen Manne, der seit der Jugend an einer Paraplegie der Beine — und zwar rechts einer spastischen, links einer schlaffen litt —, fand sich nach dem Tode eine ausgedehnte bilaterale, symmetrische Zerstörung des Gehirns, die vorzugsweise einen Teil des Frontallappens, die innere Fläche des Lobus paracentralis und den größten Teil des Balkens betraf. Im Vorderhorn des Lumbal- und Sakralmarkes bestand ein sklerotischer Herd.

Neben diesen Befunden, die die Existenz von größeren Gehirnherden bei der Heine-Medinschen Krankheit darlegen, scheinen mir die Einwände wegen der in den meisten frischen Fällen gefundenen kleinen Herde nicht ganz stichhaltig.

Nun sind zur Stütze der ätiologischen Identität der akuten Poliomyelitis und der Strümpellschen Polioencephalitis klinische und epidemiologische Befunde angeführt worden, nämlich daß schlaffe und spastische Lähmungen bei einem und demselben Kranken vorkommen können, und daß gelegentlich ein epidemiologischer Konnex zwischen Fällen von Poliomyelitis und Encephalitis nachweislich ist.

Fälle ersterer Art haben Williams, Neurath, Calabrese, Negro, Oppenheim, Pierre Marie und Wickman mitgeteilt. Wenn auch eingewendet werden kann, daß die spastischen Symptome von einer Läsion der Pyramidenbahn im Rückenmarke herrühren können, so zeigt der Pierre Mariesche Fall, über dessen von Rossi erhobenen pathologisch-anatomischen

Befund oben berichtet wurde, daß eine cerebrale Läsion als Ursache derselben vorliegen kann.

Von größerer Bedeutung scheinen mir aber die epidemiologischen Tatsachen zu sein.

Möbius sah, wie bei zwei Geschwistern, die zu fast derselben Zeit unter fieberhaften Allgemeinerscheinungen erkrankten, in dem einen Fall eine schlaffe Lähmung, in dem anderen eine spastische Hemiplegie mit choreatischen Bewegungen sich entwickelte.

In drei Fällen von Medin, die während der Stockholmer Epidemien auftraten, fand sich ein akutes Fieberstadium mit Somnolenz usw., Zuckungen und Lähmungen der einen Körperhälfte, Hemiplegie mit spastischen Symptomen. In zweien der Fälle waren athetotische bzw. choreatische Bewegungen vorhanden. Zweimal konnte auch eine Abducenslähmung konstatiert werden. Ein vierter Fall, den Medin als eine Polioencephalitis auffaßt, entspricht vielleicht mehr der meningitischen Form. Medin erwähnt auch selbst, daß er im Anfang im ungewissen war, ob es sich um eine Meningitis oder Polioencephalitis handelte, daß der weitere Verlauf mit schneller Besserung und vollständiger Heilung aber die Annahme einer Polioencephalitis veranlaßte.

Auch in mehreren anderen Fällen von Medin bestanden Symptome, die den Gedanken an eine Gehirnläsion nahe legen. Besonders ist ein Fall von Interesse, bei dem die ätiologische Zugehörigkeit zur Heine-Medinschen Krankheit durch die gleichzeitige Erkrankung des Bruders mir über jeden Zweifel erhaben erscheint. Dieser erkrankte mit Fieber, Somnolenz, wurde an Armen und Beinen gelähmt und starb nach 5 Tagen anscheinend unter Respirationsbeschwerden. Der behandelnde Arzt faßte den Fall als eine Meningitis auf, bis er von der Krankheit des Bruders Kenntnis bekam. Dieser erkrankte einige Tage später mit Fieber und Rückenschmerzen, bekam eine nach einiger Zeit wieder schwindende Lähmung des unteren Facialisastes und zeigte starke Steigerung der Patellarreflexe. Bei passiven Bewegungen konnte eine Kontraktur der Oberschenkelmuskulatur hervorgerufen werden. Der Gang war spastisch breitbeinig, unsicher. Wegen des letzten Symptomes rubizierte Medin den Fall als akute Ataxie. Ich finde es wahrscheinlich, daß es sich auch hier um eine Encephalitis handelte.

Man könnte vielleicht gegen die Medinschen Fälle einwenden, was auch in der Tat geschah, daß es sich um ein zufälliges Zusammentreffen handelt, und daß die betreffenden Fälle keine ätiologische Beziehung zu der gleichzeitig herrschenden Poliomyelitisepidemie hatten. Jeder, der aber etwas Erfahrung in der Kinderpathologie hat, weiß, daß solche Fälle, wie sie Medin beschrieben hat, eine ziemlich große Seltenheit sind. Andererseits liegt der Zusammenhang des einen Falles mit der Poliomyelitis acuta durch den typischen Tod des Bruders, auf der Hand.

Weitere Beobachtungen über das zeitliche Zusammentreffen von Encephaliten und Poliomyeliten machte Buccelli, der 1897 in einem begrenzten Teil von Genua eine kleine Epidemie von 17 Fällen, von denen einige cerebraler, die anderen spinaler Natur waren, beobachtete. In einem Hause, wo mehrere Kinder erkrankten, wurde eins von der spinalen, zwei andere von cerebraler Kinderlähmung befallen (nach Starr zitiert). Buccelli machte auch eine Zusammenstellung der in den Polikliniken in Genua behandelten Fälle von Poliencephalitis und fand dabei, daß die größte Frequenz in die Sommermonate fiel. Es bestand also in dieser Beziehung ein gewisser Parallelismus zwischen dieser Krankheit und der akuten Poliomyelitis. Einen solchen Zusammenhang konnte dagegen Neurath für Wien während der dortigen Epidemie nicht nachweisen, ebensowenig wie J. Hoffmann während der Heidelberger Epidemie.

Aug. Hoffmann berichtet über das gleichzeitige Erkranken zweier Kinder, von denen das eine eine schlaffe Lähmung, das andere eine spastische Hemiplegie mit Athetose, Fußklonus und Babinskireflex davontrug.

Gehen wir nun zu den Erfahrungen der großen Epidemien über, so muß man zugeben, daß das Ergebnis ein sehr geringes ist.

Während der schwedischen Epidemie 1905 konnte ich unter den mehreren Hunderten von Fällen, die ich selbst untersuchen konnte, keinen einzigen beobachten, der den Typus der hemiplegischen spastischen Lähmung trug. Es ist aber sehr gut möglich, daß bei den übrigen einige des genannten Typus vorgekommen sind. Die Angaben, die mir die Kollegen machten, bezogen sich in vielen Fällen hauptsächlich auf den Sitz der Lähmungen, während z. B. nichts von dem Verhalten der Reflexe ausgesagt wurde. Einmal wurde eine spastische Lähmung des Armes beobachtet. Dagegen wurde von einer ganzen Reihe von Kollegen über Aphasie, die immer vorübergehender Art war, berichtet.

In dem Berichte von Leegaard werden nur 2 Fälle von Encephalitis erwähnt. Aus der amerikanischen Epidemie soll kein einziger Fall von spastischer Hemiplegie gemeldet sein. Indessen wurde in einer Familie festgestellt, daß ein Kind von der spinalen und ein anderes von der cerebralen Form befallen wurde (nähere Angaben hierüber liegen nicht vor). Nur in einem Falle wird über Aphasie berichtet.

Ed. Müller, der in der Lage war, selbst sehr genaue Untersuchungen an über 100 Kranken zu machen, kommt zwar zu dem Resultat, daß es zweifellos eine Verlaufsform der Heine-Medinschen Krankheit gibt, die man als cerebrale Kinderlähmung bezeichnen kann, findet aber, daß sie sehr selten ist. Nur in 4 von den Müllerschen Fällen kam es zu spastischen Lähmungen, in zwei Fällen waren diese mit schlaffen Lähmungen kombiniert. In einem der Fälle bestand eine rechtsseitige spastische Parese der Extremitäten mit Beteiligung des rechten Facialis. Dieser Fall wird von Müller selbst auch als Folge einer Gehirnläsion gedeutet.

Zappert sah während der österreichischen Epidemie nur drei Fälle, in denen es wahrscheinlich war, daß es sich um encephalitische Prozesse handelte. In einem Falle bestanden gleichzeitig die Residuen einer rechtsseitigen spastischen Hemiparese und einer linksseitigen atrophischen Lähmung eines Beines.

In einem zweiten bestand nach der Angabe des behandelnden Arztes eine „schwere fieberhafte akute Encephalitis mit linksseitiger Paralyse“ mit Ausgang in Heilung.

Ein dritter Fall endlich zeigte eine Kombination von Encephalitis und Poliomyelitis, sowohl klinisch wie pathologisch-anatomisch.

Trotz der Spärlichkeit der Angaben will Zappert doch nicht die prinzipielle Zugehörigkeit der Encephalitis zur Heine-Medinschen Krankheit in Abrede stellen. Auch Spieler spricht von 3 Fällen von Encephalitis unter den im Karolinen-Kinderspital aufgenommenen 44 Kranken.

Schlesinger erwähnt einen während der Wiener Epidemie beobachteten Fall, der nicht in die Zappertsche Kasuistik aufgenommen wurde und der von ihm als encephalitische Form der Heine-Medinschen Krankheit gedeutet wurde.

Nonne sah in 4 Dörfern in der Nachbarschaft von Hamburg 1908 eine kleine Epidemie von 22 Fällen. In den meisten Fällen handelte es sich um die gewöhnliche Form von Poliomyelitis, bei einigen anderen aber um ungewöhnlichere Symptome. Von diesen soll an dieser Stelle nur erwähnt werden, daß Nonne bei 2 Erwachsenen eine halbseitige encephalitische Lähmung beobachten konnte. Beide wurden übrigens ohne Residuen geheilt.

Krause beobachtete während der westfälischen Epidemie 1909 einen Fall von Encephalitis.

Wie ersichtlich, ist die Ausbeute der großen Epidemien in dieser Hinsicht also sehr gering gewesen.

Es müssen nun aber bei Beurteilung dieser Tatsache einige Umstände berücksichtigt werden. Einmal, daß das allermeiste Material durch Sammelforschung zusammengebracht wurde, und zweitens, daß die Krankheit zeitlich und lokal nicht unbeträchtlich variiert.

Der erstere Umstand bringt es nun mit sich, daß die Primärangaben ungenau werden. So findet sich oft bei Hemiplegien über das Verhalten der Patellarreflexe nichts erwähnt. Wird aber eine spastische Hemiplegie konstatiert, so hängt es von den Kenntnissen und persönlichen Anschauungen des betreffenden Arztes ab, ob er dieselbe zu einer Krankheitsgruppe rechnet, die auch die akute Poliomyelitis in sich schließt, oder ob er sie als selbständige Krankheit betrachtet. Im letzteren Falle wird sie wahrscheinlich nicht in die Statistik aufgenommen. Andererseits imponiert eine Encephalitis im Anfangsstadium sehr oft als eine Meningitis, und diese Diagnose wird wohl auch von den meisten praktischen Ärzten gestellt — hierfür könnten tatsächlich viele Belege angeführt werden —, da sie mit dem Begriffe dieser Krankheit viel vertrauter sind, als mit dem der Encephalitis.

Was aber den zweiten Umstand betrifft, die Variabilität der Krankheitsform, so spielt diese eine nicht zu unterschätzende Rolle, wie ich dies schon in der Einleitung betonte.

Am schwersten zu erklären scheint mir der Befund, der bei der experimentellen Affenpoliomyelitis erhalten wurde, daß nämlich auch nach intracerebraler Injektion regelmäßig eine Poliomyelitis und nicht eine Encephalitis entsteht.

Zieht man aus den obenstehenden Erfahrungen das Fazit, so erscheint es wahrscheinlich, daß das Gift der Heine-Medinschen Krankheit beim Menschen encephalitische Veränderungen und dadurch bedingte Symptome bzw. encephalitische Krankheitsbilder hervorrufen kann, und daß diese sich verschiedenartig gestalten. Gelegentlich kann diese encephalitische Form sich in Gestalt einer hemiplegischen Lähmung äußern, die aber viel seltener und von einer viel besseren Prognose ist, als man dies früher angenommen hat. Auf diesem Gebiete sind natürlich weitere genaue Beobachtungen sehr nötig. Besonders hier würden Inokulationsversuche auf Affen aufklärend wirken.

Zum Schluß möchte ich noch erwähnen, daß Petrén die Meinung vertritt, daß die Encephalitiden durch ein besonderes Virus hervorgerufen werden, das gelegentlich auch Poliomyelitis verursachen kann. In Ermangelung sicherer tatsächlicher Grundlage läßt sich diese Ansicht zurzeit nicht diskutieren.

5. Die ataktische Form. Von Medin wurde beobachtet, daß während einer Epidemie der spinalen Kinderlähmung Fälle vorkamen, die nur oder hauptsächlich ataktische Symptome aufwiesen. Die Motilitätsstörung, die bei den betreffenden Patienten sich vorfand, vergleicht Medin zunächst mit derjenigen, die bei der Friedreichschen Ataxie auftritt. Die Kinder gingen unsicher, breitbeinig, taumelnd, und es fiel ihnen sichtbar schwer, das Gleichgewicht zu behalten. Dazu stolperten sie oft und fielen leicht hin. Die Fälle von Medin zeigten nun einige andere Symptome, die sie von der typischen spinalen Kinderlähmung unterschieden: einmal nämlich trat in keinem der Fälle Atrophie der Muskeln auf, zweitens waren die Patellarreflexe bei einem Teil der Patienten gesteigert.

Auch Wickman bekam einige Fälle zu Gesicht, bei denen ataktische Symptome besonders auffallend waren. In einigen derselben war die Ataxie von ausgesprochen cerebellarem Typus, es waren aber hier auch Lähmungen der Kopfnerven und in geringem Grade einiger Spinalnerven vorhanden. In anderen Fällen war die Ataxie verbunden mit Herabsetzung resp. Fehlen der Patellarreflexe, als sonst einzig nachweisbarem Symptom. Sie trug hier nicht die deutlichen Merkmale einer cerebellaren Ataxie. Gelegentlich trat die Störung, obgleich offensichtlich, im Krankheitsbild zurück.

Auch in den folgenden Epidemien wurden zum Teil ataktische Symptome öfters beobachtet. Zappert und Spieler erwähnen mehrere solche Fälle, die alle gleichzeitig mit Erscheinungen seitens der Gehirnnerven bzw. des Bulbus kombiniert gewesen zu sein scheinen.

In einem Falle von Lindner und Mally fand sich cerebellare Ataxie, Parese und Atrophie des linken Oberschenkels, beiderseits sehr lebhafter Patellarreflex und Andeutung von Fußklonus. Die Gehirnnerven zeigten keine Störungen.

Netter beschreibt einen Fall mit Aphasie, Lähmung des rechten Armes und ataktischem Gange.

Nonne sah während der von ihm beobachteten Epidemie bei einem Kinde einen schweren Status hemiepilepticus, nach dessen Abklingen eine allgemeine hochgradige Ataxie vom Charakter der akuten cerebellaren Ataxie einsetzte. Der Fall verlief gutartig, und es trat restlose Heilung ein.

Was die pathologisch-anatomische Grundlage der Ataxie betrifft, so ist diese meiner Meinung nach keine einheitliche. Medin nimmt für seine Fälle einen neuritischen Prozeß an, was aber mit Rücksicht darauf, daß die Sehnenreflexe gesteigert waren, kaum wahrscheinlich erscheint. In den Fällen, die Erscheinungen von seiten der Kopfnerven darboten, liegt es am nächsten, die ataktischen Symptome auf eine Unterbrechung der im Mittelhirne verlaufenden Gleichgewichtsbahnen zurückzuführen. Vielleicht haben sie in einigen Fällen auch ihren Grund in Kleinhirnveränderungen, die in fast allen frischen anatomisch untersuchten Fällen zu finden waren. Für andere Fälle sind vielleicht die Veränderungen im Rückenmarke, eventuell in den Clarkeschen Säulen zu suchen.

Zappert hält es nicht für wünschenswert, die ataktische Form als eine besondere Gruppe aufrecht zu erhalten, sondern will sie der bulbären oder pontinen zugerechnet wissen. Wenn es zweifellos ist, daß manche Fälle dorthin gehören, so gibt es wieder eine Reihe anderer, in denen die Ataxie nicht von ausgeprägt cerebellarem Typus ist und in denen alle anderen Zeichen einer Bulbär- bzw. Pons-Affektion fehlen. Welche Veränderungen diesen Fällen zugrunde liegen, entzieht sich z. Zt. unserer Beurteilung. Ich halte es aber nicht für wünschenswert, für eine ganze Gruppe von Fällen bestimmte Veränderungen festzulegen, die sich vielleicht nicht in allen finden.

6. Die polyneuritische Form. Wie schon bei der Schilderung der Anfangssymptome erwähnt wurde, stellen initiale Schmerzen und besonders Schmerzhaftigkeit des Körpers ein sehr gewöhnliches Vorkommnis bei der Heine-Medinschen Krankheit dar. Treten die Schmerzen stärker hervor und gesellt sich dazu noch eine Druckempfindlichkeit der Nervenstämme, so entsteht ein Krankheitsbild, das vollständig mit dem übereinstimmt, das sonst in den Lehr- und Handbüchern als eine periphere Neuritis geschildert wird und auch so besonders bei sporadischem Auftreten aufgefaßt wird.

Medin beobachtete zuerst bei einer Epidemie von spinaler Kinderlähmung das Vorkommen von neuritisähnlichen Fällen. Ebenso sahen es ich selbst und zahlreiche andere schwedische Kollegen während der Epidemie 1905. Auch von den späteren Epidemien liegen Beobachtungen vor, die das Vorhandensein der betreffenden Krankheitsbilder bestätigen (Hartmann, Schlesinger, Foerster, Ed. Müller, v. Starck, Netter, Sachs u. a.). In allen Fällen von Foerster waren die Nervenstämme der Extremitäten sehr empfindlich, ebenso bestand Schmerzhaftigkeit bei passiven Bewegungen. Der erwähnte Autor fand bei mehreren Kranken das Ischiasphänomen, das auch von Wickman sowie von Lindner und Mally erwähnt wird. Die betreffenden Fälle können nun entweder in Genesung übergehen oder auch dauernd gelähmt bleiben. Ist ersteres der Fall, so ist die Übereinstimmung mit dem Schulbilde der akuten Neuritis noch größer. Zudem können in selteneren Fällen Gefühlsstörungen auftreten. Soweit die näheren Untersuchungen ergeben haben, scheinen diese Störungen einen dissoziierten Charakter zu tragen. Es liegt aber auf der Hand, daß sich dies bei kleineren Kindern kaum feststellen läßt, da wir hier bei der Sensibilitätsuntersuchung fast ausschließlich auf die Prüfung des Schmerzsinnes angewiesen sind.

Ob nun diesen in klinischer Hinsicht als polyneuritisch anzusprechenden Krankheitsbildern auch wirklich neuritische Veränderungen zugrunde liegen, ist eine andere Frage. Persönlich bin ich der Ansicht, daß sie ausschließlich durch zentrale Veränderungen hervorgerufen werden können, und es wäre somit von meinem Standpunkte aus richtiger gewesen, die Bezeichnung neuritisähnlich zu wählen. Ich habe gegen das Vorhandensein einer anatomischen Neuritis in den betreffenden Fällen angeführt, daß eine solche noch nicht in tödlichen Fällen von Heine-Medinscher Krankheit durch mikroskopische Untersuchungen erwiesen worden ist, und zweitens, daß objektiv nachweisbare Sensibilitätsstörungen meist fehlen. Bei ausgedehnten Lähmungen ist dies schwer mit der Annahme einer Neuritis vereinbar.

Bei den mikroskopischen Untersuchungen von letalen Fällen der Heine-Medinschen Krankheit hat man, wie gesagt, bisher keine Veränderungen der peripheren Nerven nachweisen können. Aber anderseits sind Untersuchungen der Nerven nur in verhältnismäßig geringer Zahl und geringer Ausdehnung gemacht, und weiter betrafen sie nicht hierher gehörige Krankheitsfälle, in denen die neuritischen Symptome ausgesprochen waren. Solche sind meines Wissens noch nicht zur Untersuchung gelangt. Wir können also nur so viel sagen, daß die Existenz einer anatomischen Neuritis bei gewissen Fällen von Heine-Medinscher Krankheit nicht erwiesen ist, wir können aber ihre Möglichkeit nicht vollständig ausschließen.

Ganz gewiß aber ist, daß man oftmals die Heine-Medinsche Krankheit klinisch nicht von der spontanen infektiösen akuten Polyneuritis unterscheiden kann. Dasselbe gilt bezüglich der von E. Remak aufgestellten „amyotrophischen Plexusneuritis des Kindesalters". Höchstwahrscheinlich gehört sowohl diese, wie die Gruppe der motorischen infektiösen Neuritis, wo sich die Lähmungen in unmittelbarem Anschluß an ein febriles Vorstadium entwickeln, in ätiologischer Beziehung der Heine-Medinschen Krankheit zu. Ich halte es von praktischen Gesichtspunkten aus von nicht geringer Wichtigkeit, die neuritische oder neuritisähnliche Form aufrechtzuhalten.

7. Die meningitische Form. Die meningitischen Reizsymptome, die so oft bei der Heine-Medinschen Krankheit zu beobachten sind, können unter Umständen eine solche Stärke erreichen, daß man vor einer ausgesprochenen Meningitis der einen oder der anderen Art zu stehen glaubt. Es kommt zu dem Krankheitsbild einer akuten Meningitis in allen Kombinationen und Schattierungen: Erbrechen, Kopfweh, Nackenschmerzen, Nackensteifigkeit, Rückenschmerzen, Rückensteifigkeit, Opisthotonus, Kernigs Symptom, tonische und klonische Krämpfe, Strabismus, Somnolenz, Bewußtlosigkeit usw. In der Folgezeit ist nun der Verlauf ein verschiedener. In den meisten Fällen lassen die Reizerscheinungen nach, und es treten die charakteristischen Lähmungen der Heine-Medinschen Krankheit hervor. In anderen Fällen dagegen geht die Krankheit, die gelegentlich eine anscheinend bedrohliche Stärke angenommen hatte, in ziemlich kurzer Zeit wieder zurück, und man ist wahrhaft überrascht und erstaunt, die vollständige Genesung konstatieren zu können. In wieder anderen verläuft die Erkrankung unter mehr oder minder stürmischen Erscheinungen letal.

Es konnten nun während der schwedischen Epidemie zahlreiche Übergänge von den ausgesprochenen Meningitiden zu den typischen Poliomyelitisfällen beobachtet werden. Auf Grund dieses klinischen Verhaltens und des epidemiologischen Zusammenhanges mit sicherer Poliomyelitis stellte Wickman eine besondere meningitische Form der Heine-Medinschen Krankheit auf und führt als besonders prägnante Beispiele derselben u. a. folgende zwei Fälle, deren Krankengeschichten hier in stark verkürzter Form wiedergegeben werden, an.

Der eine erkrankte unter Konvulsionen, starker Somnolenz, Nackensteifigkeit, Opisthotonus, Hyperästhesie, andauerndem tonischen Krampf der Glieder, Strabismus, Pupillendifferenz, Urinretention, der dann Inkontinenz folgte. Alle Symptome verschwanden spurlos nach 1—2 Wochen.

In dem anderen Falle, der eine erwachsene Person betraf, erkrankte diese mit Fieber, Kopfweh, Erbrechen, Nackenschmerzen, Nackensteifigkeit, tonischem Krampfe in einem Teil der Schultermuskeln und in den Armen. Später trat Krampf in den Beinen auf; Opisthotonus stellte sich ein. Schließlich Schluckbeschwerden, Schwierigkeiten beim Sprechen und Tod nach 3 Tagen. Da es sich um eine gravide Frau handelte, dachte der behandelnde Arzt an eine Eklampsie und leitete einen Partus praematurus, der ohne Zwischenfälle verlief, ein. Von dem Obduzenten wurden im Rückenmarke die typischen Veränderungen der akuten Poliomyelitis konstatiert. In Zusammenhang mit diesem Falle standen einige S. 91 erwähnte abortiver Natur.

Die meningitische Form ist also sowohl epidemiologisch und klinisch als auch pathologisch-anatomisch als der Heine-Medinschen Krankheit angehörig festgestellt.

Es wurde dies auch gelegentlich bei einigen anderen Epidemien bestätigt. Leegaard nimmt in seine Statistik über die norwegische Epidemie einige Fälle auf, die er als Cerebrospinalmeningitis bezeichnet, die aber wohl zweifelsohne hierher gehören. Zappert sagt aus, daß nach seinen Ermittlungen während der österreichischen Epidemie an der Existenz dieser Form nicht zu zweifeln sei. Spieler macht über einige ähnliche Fälle sehr interessante Angaben, die ich hier wörtlich zitieren möchte. In 8 von den in das Karolinen-Kinderspital in Wien aufgenommenen 44 Fällen der Heine-Medinschen Krankheit fanden sich mehr oder weniger ausgesprochene typische Meningealsymptome, mitunter bis zu schwerstem Opisthotonus. In 4 derselben war das Krankheitsbild einer tuberkulösen Meningitis so ähnlich, daß erst ziemlich spät sich die Zugehörigkeit zur Heine-Medinschen Krankheit herausstellte.

„Schon die eine Woche und darüber anhaltenden Prodomalerscheinungen des bekannten Stimmungswechsels, der Mattigkeit, der nächtlichen Unruhe, des Aufschreiens, des zeitweiligen Erbrechens bei Obstipation legte in diesen Fällen den Gedanken an eine beginnende Basilarmeningitis nahe. Die darauffolgenden plötzlich einsetzenden Konvulsionen, hochgradige Nackenstarre, Pulsarhythmien, Kernigsches Phänomen, eventuell vorübergehende Steigerung der Patellarreflexe, Facialisparesen, Strabismus, allgemeine Hauthyperästhesie, vasomotorische Störungen und eine typische Facies cerebralis waren nur geeignet, die ursprüngliche Annahme zu bestärken. Auch die nun vorgenommene Lumbalpunktion mit dem Ergebnis eines klaren, unter hohem Druck hervorspritzenden Liquor cerebrospinalis, der beim Abstehen mitunter ein deutliches, allerdings nicht spinnwebartig ausgebreitetes Fibringerinnsel ausschied und cytologisch nur reichlich Lymphocyten aufwies, trug nicht wenig zur Fortsetzung der Täuschung bei. Erst der konstant negative Bacillenbefund der Lumbalflüssigkeit, vor allem aber der entweder plötzliche oder allmähliche Rückgang der intensiven Reizerscheinungen, eventuell auch der Hirnnervensymptome unter vollständiger Entfieberung, das nunmehr erst deutliche Hervortreten mehr oder weniger lokalisierter schlaffer Extremitäten-, Bauchmuskel- oder (wie in einem privat beobachteten Falle) isolierter Nackenmuskelparesen, die im Bereiche derselben nachweisbare elektrische Entartungsreaktion und der schließliche Ausgang in vollkommenes Wohlbefinden ohne oder mit bleibenden, mehr oder weniger ausgebreiteten schlaffen Muskelparesen oder -paralysen und -atrophien ließ keinen Zweifel an der Zugehörigkeit der eben grob skizzierten Krankheitsfälle zur Heine-Medinschen Krankheit“ (Spieler).

Schwartz erwähnt aus der New-Yorker Epidemie einen Fall, bei dem auf Grund von Konvulsionen, Nackensteifigkeit, Babinskischem und Kernigschem Symptom hervorragende Pädiater die Diagnose einer Meningitis stellten.

Hochhaus sah zwei durch Sektion festgestellte Fälle unter meningitischen Erscheinungen zum Tode führen und Netter hebt das häufige und auffallende Vorkommen von meningitischen Reizsymptomen während der Pariser Epidemie hervor. Dabei wurde u. a. auch das Kernigsche Zeichen wiederholt beobachtet. Einmal wurde das Kind in die Klinik mit der Diagnose Cerebrospinalmeningitis eingeliefert. In einem Falle fand Netter die Spinalflüssigkeit etwas trübe mit Ausscheidung eines feinen spinnengewebförmigen Gerinnsels, in den anderen dagegen klar. Der erwähnte Autor fand ein Drittel seiner Fälle mit ausgeprägten meningitischen Symptomen anfangen und hat gleichzeitig mit der Poliomyelitisepidemie in Paris und Umgebung eine Rekrudeszenz von benignen Meningitiden feststellen können, die wohl zweifellos, wie dies Netter tut, als meningitische Formen der Heine-Medinschen Krankheit aufzufassen sind.

Die Cerebrospinalflüssigkeit kann gelegentlich, wie aus den oben erwähnten Befunden von Spieler und Netter hervorgeht, beim Abstehen ein Fibringerinnsel ausscheiden, bietet aber sonst dasselbe Bild, wie bei der Besprechung des akuten Stadiums geschildert wurde.

Aus dem Angeführten geht hervor, wie täuschend ähnlich das Bild der Heine-Medinschen Krankheit demjenigen der gewöhnlichen Meningitiden sein kann. Der Nachweis dieser meningitischen Form klärt auch jene Angaben auf, nach denen die Cerebrospinalmeningitis und die akute Poliomyelitis gleichzeitig bestanden haben sollen (Caverlay und Macphail, Mackenzie) ebenso wie jene, nach denen überhaupt eine gewisse Relation zwischen dem Auftreten der beiden Krankheiten bestehen solle. Wickman hat gezeigt, daß letzteres für Schweden, wo in der betreffenden Beziehung besonders genaue Angaben vorliegen, keinesfalls zutrifft, und die Vermutung ausgesprochen, daß es sich bei den soeben erwähnten beiden amerikanischen Epidemien um die Heine-Medinsche Krankheit mit besonders zahlreichen und ausgeprägten Fällen der meningitischen Form gehandelt hat.

8. Die abortiven Formen. Während der schwedischen Epidemie 1905 wurde die Tatsache festgestellt, daß in der nächsten Umgebung von ausgesprochenen Poliomyelitisfällen und in deutlichem ätiologischem Zusammenhange mit denselben zahlreiche Krankheitsfälle vorkamen, die nur allgemeine Symptome zeigten und bei denen gar keine Lähmungen auftraten. Diese Fälle hat Wickman als abortive Formen bezeichnet.

Dabei konnte festgestellt werden, daß fließende Übergänge von rein abortiven, nur unter Allgemeinerscheinungen verlaufenden über leichte, bald heilende Lähmungsfälle bis zu vollständig typischen und gelegentlich tödlich verlaufenden Fällen bestehen, und zwar wurden diese verschiedenen Formen gelegentlich in einer und derselben Familie beobachtet.

Das Krankheitsbild, das die abortiven Formen darbieten, stimmt im großen und ganzen mit demjenigen überein, das wir schon bei der Schilderung des Initialstadiums der typischen spinalen Kinderlähmung kennen gelernt haben.

In der Regel erkranken die betreffenden Patienten in akuter Weise mit Fieber, Kopfweh und Allgemeinerscheinungen. In manchen Fällen gesellen sich dazu Symptome, die auf ein Ergriffensein des Nervensystems hindeuten, so z. B. Nackensteifigkeit, Schmerzen im Nacken, Rücken, Kreuz und in den Gliedern, Parästhesien u. a. m. Diesen Erscheinungen folgen aber nun keine Lähmungen, sondern die Kranken werden, und zwar in der Regel im Verlaufe von einem bis mehreren Tagen wieder hergestellt, und man bemerkt nichts mehr von der durchgemachten Krankheit. Zuweilen besteht aber einige Zeit eine auffallende Müdigkeit und allgemeine Schwäche des Körpers.

Die abortiven Fälle bieten somit nur die Zeichen einer Allgemeininfektion ohne eigentliche lokale Erscheinungen.

Auch wenn die Erkrankung meist ganz plötzlich beginnt, sieht man doch ab und zu, daß anfangs ganz unbestimmbare Prodromalerscheinungen auftreten, Abgeschlagenheit, allgemeine Müdigkeit usw. Auch hier accentuieren sich aber gewöhnlich nach einigen Tagen die Krankheitserscheinungen plötzlich.

Wie schon beim Besprechen der Initialerscheinungen gesagt wurde, hat die Höhe des Fiebers oder die Stärke der anderen Krankheitserscheinungen keine Bedeutung für den weiteren Verlauf.

Gleichzeitig mit den fast regelmäßigen Klagen über Kopfweh, kommen in den abortiven Fällen oft Nackenschmerzen vor. Dabei entsteht vielfach eine auffallende Steifigkeit des Nackens.

Es werden also, und zwar sehr oft, auch bei den abortiven Fällen Symptome beobachtet, die als meningitische Reizsymptome gedeutet werden können. Noch mehr ist dies der Fall, wenn zu den soeben erwähnten Erscheinungen ein mehr oder weniger ausgeprägter Opisthotonus hinzutritt. Das Krankheitsbild wird dann demjenigen des „Meningismus“ sehr ähnlich, und solche Fälle bilden den Übergang zu der ausgesprochenen meningitischen Form der Heine-Medinschen Krankheit.

Von sonstigen Reizsymptomen werden besonders oft Gliederschmerzen genannt. Meist sind mehrere Extremitäten ergriffen, zuweilen beschränken sich die schmerzhaften Erscheinungen auf ein Glied. Ab und zu erreichen sie einen hohen Grad. Solche Fälle erinnern sehr an jene, die man oft mangels eines besseren, als Influenza rubriziert, und in der Regel wird wohl von den Ärzten diese Diagnose gestellt.

Gastro-intestinale Störungen werden bei den abortiven Formen öfters gefunden: Brechneigung, Erbrechen und Diarrhöe. Unter Umständen können diese Erscheinungen so hervortreten, daß die Krankheit überhaupt den Eindruck eines Gastrointestinalkatarrhs macht.

Wickman hat innerhalb der Gruppe der abortiven Fälle folgende Typen unterschieden:

1. Fälle, die unter dem Bilde einer Allgemeininfektion verlaufen;
2. Fälle, bei denen meningitische Reizerscheinungen sich besonders bemerkbar machen („Meningismus“-ähnlich);
3. Fälle, bei denen die schmerzhaften Erscheinungen stark hervortreten; („Influenza“-ähnlich);
4. Fälle mit gastro-intestinalen Störungen.

Von den genannten Grundtypen sieht man ab und zu ganz prägnante Beispiele, die meisten abortiven Fälle aber treten mehr als Mischformen hervor.

Die Abgrenzung der ganzen Gruppe der abortiven Fälle ist übrigens hier, wie auch bei den anderen Formen, nicht ganz scharf, denn man könnte hierher auch solche Fälle rechnen, bei denen Schwäche bzw. Lähmung der Extremitäten oder der Hirnnerven zwar nachweisbar war, aber in kurzer Zeit zurückging. Ed. Müller nennt diese „rudimentäre“ Fälle und die von mir als abortive bezeichneten „larvierte“.

Als ein Beispiel dafür, wie der Übergang zwischen den einzelnen Formen ganz allmählich erfolgt, erwähnt Wickman einen unzweifelhaften Fall, bei dem als einziges objektives Zeichen nur eine Abnahme der Stärke des Patellarreflexes an dem einen Beine nachgewiesen werden konnte. Der Bruder war gleichzeitig an einer Lähmungsform erkrankt. Nebenbei kann bemerkt werden, daß andererseits Wickman abortive Fälle mit Erhöhung der Patellarreflexe beobachtete.

In dem Berichte von Leegaard über die norwegische Epidemie sind eine große Menge (etwas mehr als ein Drittel der Gesamtmenge) abortive Fälle aufgeführt, bei denen man die oben angegebenen Typen wiederfinden kann.

Während der folgenden Epidemien kamen ähnliche Fälle vor, obgleich meist nur ziemlich spärliche Angaben darüber vorliegen. Dies hat, wie die betreffenden Berichterstatter auch selbst hervorheben, teils seinen Grund darin, daß sie zum großen Teile auf Sammelforschungen fußen, wo die Primärangaben erst längere Zeit nach dem Ablauf des akuten Stadiums geliefert wurden, teils darin, daß diese Formen als zu der Heine-Medinschen Krankheit zugehörige Erscheinungen, den Ärzten im allgemeinen unbekannt waren. Indessen kann man ihr Vorhandensein auch in den erwähnten Epidemien nachweisen. In dem Berichte über die New Yorker Epidemie wird gesagt, daß Fälle mit Symptomen einer schweren allgemeinen Infektion ohne oder mit bald vorübergehenden Lähmungen von verschiedenen Ärzten beobachtet wurden. Genauere Angaben macht Zappert, der feststellen konnte, daß innerhalb kleiner Herde eine gleichzeitige Häufung von fieberhaften Prozessen unbestimmter Art vorkam. Insbesondere wurden von den Ärzten Angaben über „Influenzafälle“ und über das Auftreten gastro-intestinaler Erscheinungen in der Umgebung von Poliomyelitiskranken mehrfach gemacht. Ähnliche Fälle hat der erwähnte Autor selbst beobachten können. Zappert berichtet u. a. über eine kleine begrenzte Epidemie, während der etwa 20 Personen von influenzaähnlichen Symptomen befallen wurden, denen sich in 10 Fällen charakteristische Lähmungen anschlossen, während in den übrigen diese ausblieben.

Ein eingehendes Studium widmete Ed. Müller den betreffenden Formen während der von ihm beobachteten Epidemie in Hessen-Nassau. Er konnte auch dieselben oben geschilderten Typen feststellen, fand aber außerdem, daß sie auch unter der Form einer Angina oder Bronchitis verlaufen können. Müller konnte auch beobachten, wie kontinuierlich die Übergänge der verschiedenen Formen sind. So sah er in einer Familie 3 Kinder an gastrointestinalen Erscheinungen erkranken, die bei dem einen Kinde ohne weitere Störungen verschwanden. Bei dem zweiten Kinde konnte nur Verlust der Sehnenreflexe an den Beinen festgestellt werden, während bei dem dritten Kinde sich eine typische Lähmung entwickelte.

Krause, der überhaupt in einer großen Zahl der Fälle gastrointestinale Erscheinungen sah, erwähnt, daß in vielen Fällen bei den übrigen Familienmitgliedern Durchfälle bestanden, von denen in einer Familie sogar sieben Personen befallen wurden.

In der letzten Zeit häufen sich die Mitteilungen über abortive Fälle besonders aus amerikanischen Epidemien (Lovett, Armstrong, Davis, Ball u. a.).

Es kann somit wohl behauptet werden, daß das Vorkommen von abortiven Formen während Epidemien als eine regelmäßige Erscheinung betrachtet werden kann.

Was die Frequenz dieser Fälle betrifft, so kann nur soviel gesagt werden, daß sie einen großen Prozentsatz der Erkrankungen während einer Epidemie darstellen. Wie groß dieser aber ist, läßt sich zurzeit nicht mit völliger Exaktheit entscheiden. Die Statistik von Wickman über die schwedische Epidemie von 1905 umfaßt 868 Lähmungsfälle und 157 abortive Fälle. Die letztere Zahl ist aber viel zu niedrig, weil die abortiven Formen nur in begrenzten Bezirken berücksichtigt werden konnten. In solchen zeigten die betreffenden Fälle ein ganz anderes Verhalten. So waren in einem Herde von 31 Fällen 11 abortive, also 35 Proz. In einem anderen, wo ebenfalls sämtliche Fälle zur Kenntnis kamen und im ganzen 49 betrugen, waren 23 abortive Fälle, also etwa 46 Proz. In einer anderen von Wickman untersuchten Epidemie beliefen sich die abortiven Fälle sogar auf 56 Proz., und es ist nicht ausgeschlossen, daß die Frequenz unter Umständen noch größer ausfallen kann.

Brorström, der eine große Menge abortiver Fälle beobachtet und beschrieben hat, hält sie füı viel frequenter als die Lähmungsfälle, doch ist zu bemerken, daß der Autor von seiner Auffassung ausgehend, daß die akute Poliomyelitis eine Abart der Influenza sei, zur ersteren eine ganze Reihe von Fällen zählt, welche sicher gar nicht dazu gehören.

Leegaard fand auf 952 Fälle 358 abortive Formen, bemerkt aber ebenfalls, daß diese Zahl zu niedrig ist, weil gewiß solche Fälle in großer Ausdehnung der Aufmerksamkeit und der Statistik entgangen seien, und daß sie ohne Übertreibung auf etwa die Hälfte von sämtlichen Fällen geschätzt werden können.

Ed. Müller wieder ist der Ansicht, daß die abortiven Fälle die typischen an Zahl weit übertreffen, und daß sie auch bei Erwachsenen zahlreich sind. Sie sollen bei diesen sogar verhältnismäßig häufiger sein. Müller hält es für möglich, daß dies auf einer erworbenen Immunität beruhe. Ich kann die Angaben von Müller über die relativ größere Häufigkeit der abortiven Formen bei Erwachsenen weder bestätigen noch bestreiten, habe aber den Eindruck, daß das behauptete Verhältnis wenigstens nicht innerhalb der meisten von mir untersuchten Herde zutrifft. Was aber die Frage von der erworbenen Immunität betrifft, so sollte wohl, wenn dieselbe eine praktische Bedeutung haben würde, eine größere Zahl von Personen sich dieses Vorzuges erfreuen, was andererseits vorhergehende, wenigstens einigermaßen große Epidemien voraussetzen würde. Solche sind aber z. B. in Deutschland früher gar nicht bekannt gewesen. Immerhin scheint mir die von Müller aufgeworfene Hypothese durchaus beachtenswert und wird wohl, wenn die serologischen Untersuchungsmethoden eine Vereinfachung erlangt haben, auf diesem Wege einer näheren Prüfung zugänglich sein.

Die ätiologische Zusammengehörigkeit der abortiven Formen mit den Lähmungsfällen wurde während der schwedischen Epidemie durch klinische und epidemiologische Tatsachen in einwandsfreier Weise festgestellt. Nun haben kürzlich Levaditi und Netter noch einen serologischen Beweis dafür geliefert, indem sie nachweisen konnten, daß im Blute eines Mädchens, das von einer abortiven Form (ohne Lähmungen) der Heine-Medinschen Krankheit befallen war, sich dieselben spezifischen giftneutralisierenden Substanzen fanden, wie im Blute ihres kleinen Bruders, der gleichzeitig an einer typischen spinalen Kinderlähmung erkrankt war.

Es sei schließlich erwähnt, daß man bei der experimentellen Affenpoliomyelitis ebenfalls abortive Formen der Krankheit beobachtet hat.

Die abortiven Formen sind besonders in epidemiologischer Beziehung von sehr großer Bedeutung. Denn es ist ohne weiteres klar, daß die Verbreitung der Krankheit in einem ganz anderen Lichte erscheinen wird, wenn man die zahlreichen abortiven Formen mit in Betracht zieht, als wenn man nur auf die ausgesprochenen Fälle Rücksicht nimmt.

Diagnose und Differentialdiagnose. Ganz im allgemeinen kann gesagt werden, daß die Diagnose der Heine-Medinschen Krankheit meist gestellt werden darf, wenn nach einem kurzen, und zwar akut einsetzenden fieberhaften Vorstadium sich Lähmungen entwickeln, die die Merkmale der schlaffen Lähmung zeigen und gewöhnlich die Beine, die Rumpfmuskulatur oder die Arme, gelegentlich auch die Kopfnerven befallen. Es kann hinzugefügt werden, daß während des Initialstadiums einige Symptome bis zu einem gewissen Grade etwas Charakteristisches haben, und zwar gilt dies für die Schmerzhaftigkeit des Körpers, die Nackensteifigkeit, die Somnolenz und das reichliche Schwitzen.

Da die Heine-Medinsche Krankheit im Initialstadium oft nur die allgemeinen Charaktere einer Infektionskrankheit darbietet, müssen bei der Differentialdiagnose eine ganze Reihe solcher in Betracht gezogen werden. Bei einer ausgeprägten Schmerzhaftigkeit des Körpers wird meist entweder an Influenza oder an eine rheumatische Affektion gedacht. Es ist gewöhnlich leicht, letztere auszuschließen, weil die Schmerzhaftigkeit nur sehr selten an den Gelenken lokalisiert ist. Doch muß daran erinnert werden, daß bei der Heine-Medinschen Krankheit in einigen Fällen dies der Fall war und daß dabei sogar Gelenkanschwellungen beobachtet worden sind.

Gegen eine Influenza ist die Differentialdiagnose schwieriger, weil ja dieses Krankheitsbild zu einer wahren Rumpelkammer geworden ist, die ganz heterogene Dinge beherbergt. Von einer wirklichen, durch den Pfeifferschen Bacillus hervorgerufenen Influenza wird sich die Heine-Medinsche Krankheit meist dadurch unterscheiden, daß die katarrhalischen Symptome bei ihr, wenn überhaupt vorhanden, viel weniger hervortreten, während die sensiblen Reizerscheinungen dagegen in der Regel heftiger sind. Doch kann auch bei letzterer z. B. eine Bronchitis, eine Conjunktivitis u. a. m. im Krankheitsbilde auftreten.

Sind gastrointestinale Erscheinungen vorhanden oder prädominieren sie, so denkt man in erster Linie an einen Darmkatarrh. Auch in solchen Fällen tritt meist das eine oder das andere der genannten Symptome hervor, die den Verdacht auf eine Beteiligung des Nervensystems erregen, die Schmerzhaftigkeit, Schweiße usw.

Das eben Gesagte gilt auch von den abortiven Formen. Einigermaßen sicher sind sie nur dann zu diagnostizieren, wenn sie während einer Epidemie auftreten oder sonst mit Lähmungsfällen in Zusammenhang stehen, oder wenn leichtere, aber doch unzweideutige Erscheinungen von seiten des Nervensystems vorhanden sind. Zu diesen ist in erster Linie zu rechnen eine

Veränderung in dem Verhalten der Reflexe, die sich entweder als Steigerung oder als Herabsetzung derselben äußert. Gelegentlich kann eine Hypotonie ohne eigentliche Lähmungen konstatiert werden. Die erwähnten Erscheinungen sind mit größerer Sicherheit als abnorm anzusehen, wenn sie sich nur auf der einen Seite finden. Besonders muß bei Kindern vor der Verwertung eines Erlöschenseins der Patellarreflexe ohne eingehende Untersuchung gewarnt werden, weil das Phänomen hier oft einfach durch Muskelspannungen vorgetäuscht wird.

Die im Frühstadium nicht selten stark hervortretenden und gelegentlich anhaltenden meningitischen Erscheinungen und ganz besonders die ausgesprochene meningitische Form der Erkrankung können leicht zu einer Verwechslung mit der epidemischen Cerebrospinalmeningitis oder der tuberkulösen Meningitis Veranlassung geben.

Von der Cerebrospinalmeningitis unterscheidet sich die Heine-Medinsche Krankheit schon dadurch, daß bei ihr nur selten ein Herpes labialis vorkommt. Die psychischen Störungen sind im allgemeinen größer bei der Cerebrospinalmeningitis. Petrén sieht in der ausschließlichen oder prädominierenden spinalen Lokalisation der meningitischen Erscheinungen bei der Heine-Medinschen Krankheit ein Differentialdiagnostikum gegenüber der Cerebrospinalmeningitis, die mehr Gehirnsymptomen darbietet. Wenn dies auch zweifellos für viele Fälle zutrifft, so zeigen doch beide Erkrankungen in der genannten Beziehung nach beiden Richtungen hin so viele Abweichungen, daß das Zeichen gerade in den ausgesprochenen Fällen in Stich lassen dürfte. Das zuverlässigste Unterscheidungsmerkmal gibt die Lumbalpunktion ab. Bei der Cerebrospinalmeningitis ist die Spinalflüssigkeit trübe und zeigt eine Leukocytose; oft kann man auch in Deckglaspräparaten die intracellulär gelegenen Meningokokken nachweisen.

Dagegen bietet die Lumbalpunktion der tuberkulösen Meningitis gegenüber nicht so sichere Unterscheidungsmerkmale, denn sowohl hier wie bei der Heine-Medinschen Krankheit ist die Spinalflüssigkeit klar und zeigt eine Lymphocytose. Indessen scheint das charakteristische Gerinnsel, das bei der tuberkulösen Meningitis sich beim Abstehen in Form eines Zentralfadens bildet, bei der Heine-Medinschen Krankheit nicht aufzutreten, obgleich gelegentlich auch hier ein Gerinnsel sich bilden kann. Meist ist der Anfang der ersterwähnten Affektion nicht so plötzlich, indessen zeigen beide Krankheiten in dieser Beziehung Abweichungen von der Regel, so daß in der Tat die Ähnlichkeit außerordentlich groß sein kann, wie besonders die oben erwähnten Fälle von Spieler beweisen. Die diagnostischen Schwierigkeiten sind besonders groß bei den rein meningitischen Formen. Können Tuberkelbazillen nachgewiesen werden oder treten andererseits die charakteristischen Lähmungen auf, so klärt sich die Sachlage.

Es ist vielleicht nicht überflüssig, auch an dieser Stelle darauf aufmerksam zu machen, daß die vorhandenen Motilitätsstörungen, besonders wenn es sich nur um Paresen handelt, keineswegs immer so deutlich sind, daß sie sogleich in die Augen springen, sondern daß man gelegentlich, besonders natürlich im Beginn der Krankheit, danach fahnden muß. Vor allem trifft dies natürlich für die kleineren Kinder zu, bei denen man sich oft gewisser Kunstgriffe bedienen muß, um die Störung deutlich hervortreten zu lassen. Bei älteren Kindern und Erwachsenen ist die Feststellung der Lähmungen viel einfacher. Sind nun solche nachgewiesen, so gibt außer der Art der Lähmung die Anamnese den Ausschlag bei der Entscheidung, ob eine Heine-Medinsche Krankheit vorliegt oder nicht. Im ersteren Falle erfährt man meist, daß Patient in akuter Weise unter den bekannten Initialerscheinungen erkrankte. Man muß sich aber daran erinnern, daß gelegentlich ein gründliches Nachforschen nötig ist, um die vorangehenden Krankheitserscheinungen anamnestisch festzustellen und daß diese außerdem, wenn auch nur in Ausnahmefällen, sehr wenig ausgeprägt sein können.

Die Krankheit, die bei schon entwickelten Lähmungen für die Differentialdiagnose an erster Stelle in Frage kommt, ist die multiple Neuritis. Wir müssen hierbei die verschiedenen Formen derselben, und zwar die toxischen, die postinfektiösen und die infektiösen scharf unterscheiden.

Von den toxischen Neuritiden kommen vor allem die Alkohol-, die Arsenneuritis und die Bleilähmung in Betracht. Sämtliche Affektionen entwickeln sich langsamer als die Heine-Medinsche Krankheit, es fehlt ihnen das febrile Vorstadium, die Lähmungen sind in der Regel symmetrisch, zentripetal an Stärke abnehmend. Für die Alkoholneuritis und die Bleilähmung, die beide fast ausschließlich infolge ihrer speziellen Ätiologie bei Erwachsenen vorkommen, lassen sich die schädigenden Momente auch meist nachweisen.

Von den postinfektiösen Erkrankungen kommt besonders bei Kindern die diphtheritische Polyneuritis in Betracht. In der Tat kann die Ähnlichkeit so groß sein, daß bei vollständig fehlender Anamnese und bei sehr ausgebreiteten Lähmungen eine Entscheidung im ersten Moment fast unmöglich ist. Meist aber weist doch die Anamnese darauf hin, daß eine Halskrankheit vorangegangen ist. Es muß aber andererseits hervorgehoben werden, daß die Heine-Medinsche Krankheit mit einer Angina beginnen kann. Die Lähmungen treten jedoch hier in unmittelbarem Anschluß an die Halsaffektion auf, nicht erst einige Zeit nachher, wie die Diphtherieparalysen. Auch findet man bei letzteren fast immer eine Mitbeteiligung des weichen Gaumens und der Akkommodation. Die Kranken, die ausgedehnte Diphtherielähmungen darbieten, haben oft ein fast kachektisches Aussehen mit ziemlich charakteristischer graugelber Gesichtsfarbe. Fast immer tritt dabei eine Unregelmäßigkeit der Herzaktion, eventuell mit Dilatation verbunden, hervor, Symptome, die bei der Heine-Medinschen Krankheit fehlen. Die Diphtherielähmungen entwickeln sich auch mehr allmählich, was eines der wichtigsten Unterscheidungsmerkmale darstellt. Steht man vor einem frischen Fall, der eine Kombination von spinalen und bulbären Symptomen zeigt, wie dies bei den Diphtherielähmungen sehr gewöhnlich ist und bei der Heine-Medinschen Krankheit in einer Reihe von Fällen vorkommt, und ist anamnestisch nichts zu eruieren, so spricht gerade dieser Umstand für die Heine-Medinsche Krankheit, da die genannten Symptome rasch im Laufe einiger Tage ihren Höhepunkt erreicht haben müssen, ohne daß die Eltern bei den bettlägerigen Kranken etwas Besonderes bemerkt haben, während die Bewegungsstörungen bei den von Diphtherielähmungen Befallenen doch in der Regel von der Umgebung beobachtet werden, ehe sie die exzessiven Grade erreicht haben, die zu einer Verwechslung mit der Heine-Medinschen Krankheit Anlaß geben können.

Was endlich die infektiöse Neuritis betrifft, so haben die Erfahrungen aus den Epidemien gelehrt, daß Krankheitsbilder, die bisher mit diesem Namen belegt wurden, von dem Virus der Heine-Medinschen Krankheit hervorgerufen werden können. Es sind dies die Fälle, die ich als die neuritische

Form bezeichnet habe. Nach meinem Dafürhalten kann bei dieser Form der Heine-Medinschen Krankheit und vielen Fällen der sogenannten idiopathischen infektiösen Polyneuritis von einer Differentialdiagnose eigentlich nicht die Rede sein, weil es identische Krankheitszustände sind. Wir können nur so viel sagen: Wenn bei einer Person im unmittelbaren Anschluß an ein kurzdauerndes Fieberstadium in akuter Weise sich Lähmungen einstellen, ohne daß dabei die Sensibilität — von der sogleich zu erwähnenden Ausnahme abgesehen — verändert ist, so liegt meist ein Fall von Heine-Medinscher Krankheit vor, auch wenn dabei solche Symptome vorhanden sein sollten, die wir im allgemeinen als Zeichen einer Neuritis auffassen, nämlich Schmerzhaftigkeit des Körpers, spontane Schmerzen und Druckschmerzhaftigkeit der Nervenstämme. Wir kennen, abgesehen von dem Gifte der Lyssa, kein anderes als dasjenige der Heine-Medinschen Krankheit, das das Nervensystem in dieser spezifischen Weise — sozusagen primär — befällt.

Man hat in dem Vorhandensein von Gefühlsstörungen ein Unterscheidungsmerkmal zwischen der akuten Poliomyelitis (spinale Form der Heine-Medinschen Krankheit) und der akuten Polyneuritis sehen wollen. Indessen fehlen sie in einer ganzen Reihe von Fällen bei letzterer Krankheit. Andererseits sind objektive Sensibilitätsstörungen bei der Heine-Medinschen Krankheit beobachtet. Es muß aber hervorgehoben werden, daß sie erstens wenig hervorstechen, zweitens nur in seltenen Fällen persistent waren und drittens, daß sie, wie die Untersuchungen an Erwachsenen ergaben, nur den Schmerz- und Temperatursinn betrafen, was durch die Veränderungen der Hinterhörner leicht erklärlich ist. Die Dissoziation der Empfindungslähmung läßt sich nun aber bei Kindern kaum feststellen, und es wird hier die erwähnte Sensibilitätsstörung wohl meist als eine totale Anästhesie imponieren und so aufgefaßt werden. Findet sich dagegen eine Sensibilitätsstörung, die wirklich alle Qualitäten betrifft, oder findet sich gar, wie dies bei vielen Fällen von Neuritis beobachtet wurde, eine Herabsetzung des Berührungssinnes mit einer Hyperästhesie für schmerzhafte Eindrücke, so liegt wahrscheinlich eine wirkliche periphere Neuritis vor. Es bleibt in einem solchen Falle bei sonst übereinstimmendem Krankheitsbilde zu entscheiden, ob diese durch das Virus der Heine-Medinschen Krankheit oder durch ein anderes infektiöses Agens hervorgerufen wird. Bisher haben die pathalogisch-anatomischen Untersuchungen, wie schon erwähnt, nicht ergeben, daß ersteres vorkommt, indessen sind dieselben in allzu geringer Zahl und in ungenügender Ausdehnung vorgenommen worden, um in dieser Beziehung ein sicheres Urteil erlauben zu können. Die Beantwortung der vorliegenden Frage muß also der Zukunft vorbehalten bleiben.

Wie ersichtlich, weicht die hier vorgetragene Anschauung teilweise von derjenigen anderer Autoren ab. Ich halte es aber für notwendig, die ätiologischen und die pathologisch-anatomischen Gesichtspunkte auseinanderzuhalten, bis die Verhältnisse unter Berücksichtigung unserer Erfahrungen aus den Epidemien geklärt sind. Bisher ist dies in den Lehr- und Handbüchern nicht geschehen.

Dagegen kann schon jetzt behauptet werden, daß der Ausgang der Krankheit nicht, wie dies bisher angenommen wurde, für die Diagnose verwertet werden kann, indem eine Heilung der Lähmungen in dubio für eine Polyneuritis sprechen sollte. Dieser Ausgang kommt gewiß auch in einer ganzen Reihe von Poliomyelitisfällen vor. Höchstens kann man behaupten, daß die

Persistenz der Lähmungen für eine Poliomyelitis spricht, während ein gutartiger Ausgang sowohl bei der Polyneuritis wie der Poliomyelitis eintreten kann.

Das soeben erwähnte Vorkommen der mit schlaffen Lähmungen kombinierten dissoziierten Sensibilitätsstörungen legt die Frage der Differentialdiagnose gegenüber der Syringomyelie nahe. Diese unterscheidet sich aber durch ihren ausgesprochen chronischen Verlauf von der Heine-Medinschen Krankheit.

In seltenen Fällen kann eine Hämatomyelie zu dem Symptomenkomplex einer akuten Poliomyelitis führen, meist aber bestehen gleichzeitig auffallende Sensibilitätsstörungen. Das vorhergegangene Trauma, ebenso der fieberfreie Verlauf geben über die Art der Erkrankung Aufklärung.

Andere Arten von Myelitiden (Lues, Kompressionsmyelitis, Caissonlähmung), deren Symptomatologie sonst je nach der Lokalisation des Herdes wechselt, unterscheiden sich von der akuten Poliomyelitis hauptsächlich dadurch, daß die Sensibilität in auffälliger Weise mitbeteiligt ist, und zwar in der Regel durch eine Störung aller Qualitäten. Auch treten meistens Blasenstörungen im Krankheitsbilde stark hervor. Es handelt sich also hier meist um das Bild einer transversalen Myelitis. In seltenen Fällen kann die Syphilis wohl hauptsächlich durch Gefäßalterationen zu einer Lähmung führen, die in ihrer Lokalisation und ihrem sonstigen Verhalten mit derjenigen der akuten Poliomyelitis übereinstimmt. Von diesen muß man die Fälle von Heine-Medinscher Krankheit bei luetisch Infizierten unterscheiden. Hier ist die Krankheit durch ihre gewöhnlichen Symptome, akuten fieberhaften Beginn usw., gekennzeichnet.

Mehr Ähnlichkeit hat die Heine-Medinsche Krankheit mit einer Entbindungslähmung und mit der Myatonia congenita.

Gegenüber einer Entbindungslähmung ist wiederum die Anamnese das entscheidende Moment. Die Heine-Medinsche Krankheit kann nämlich die für eine Plexuslähmung charakteristische Lokalisation annehmen. Wenn daher alle anamnetischen Angaben fehlen, so kann besonders im späteren Leben die Differentialdiagnose unmöglich sein.

Bei der Myatonia congenita (Oppenheim) handelt es sich nicht so sehr um eine eigentliche Lähmung als um eine große Schwäche und Schlaffheit der Muskulatur und der Gelenke; diese ist aber über die Extremitäten diffus ausgebreitet. Das Leiden ist angeboren, scheint aber im allgemeinen regressiv zu sein.

An die akute Poliomyelitis erinnern die bei Rachitis beobachteten, zum Teil plötzlich eintretenden lähmungsartigen Zustände der Extremitäten. Auch hier scheint es sich im allgemeinen hauptsächlich um eine große Schwäche zu handeln. Die elektrische Reaktion ist nicht verändert. Nach Oppenheim kann sich auch bei dieser Störung Atrophie einstellen.

Bei älteren Kindern und Erwachsenen kann auch die Differentialdiagnose gegen Hysterie in Frage kommen. Hier werden wenigstens in manchen Fällen Sensibilitätsstörungen nachweisbar sein, während andererseits die elektrische Untersuchung normale Verhältnisse ergibt. Auch stellt sich keine Atrophie ein.

Daß eine Coxitis eine Lähmung vortäuscht, kann vielleicht gelegentlich vorkommen. Der Sachverhalt wird jedoch durch eine genaue Untersuchung leicht aufgeklärt.

Es wäre vielleicht noch die bei der Lues hereditaria vorkommende Bewegungsstörung, die sog. Parrotsche Lähmung zu erwähnen. Die Lähmung ist aber nur eine scheinbare, bedingt durch die gleichzeitig bestehende, schmerzhafte Knochenaffektion, die sich meist durch Auftreibung der Knochen zu erkennen gibt. Die elektrische Reaktion bleibt normal. Die Affektion kommt in den ersten Lebenswochen vor. Meist bestehen gleichzeitig andere Zeichen der hereditären Lues, Hauteruptionen, Schnupfen u. dgl.

In dem chronischen Stadium kann die progressive Muskelatrophie zur Verwechslung Anlaß geben. Indessen stellt diese, ebenso wie Poliomyelitis chronica, ein fortschreitendes Leiden dar, während die Heine-Medinsche Krankheit in diesem Stadium stationär bleibt. Eigentliche Schwierigkeiten bei der Diagnosenstellung können kaum anders entstehen als dadurch, daß Angaben über Beginn und Verlauf des Leidens fehlen. Daß andererseits eine progressive Muskelatrophie einen mit spinaler Kinderlähmung Behafteten befallen kann, wurde früher erwähnt.

Da die Heine-Medinsche Krankheit unter dem Bilde einer Landryschen Paralyse verlaufen kann, so wäre zu entscheiden, wann die erstere und wann andere Krankheitszustände vorliegen. Ich bin der Ansicht, daß z. Zt. eine solche Entscheidung klinisch unmöglich ist.

Die bulbäre und pontine Form kann der geläufigen Nomenklatur gemäß je nach dem Sitz der Veränderungen als eine Poliencephalitis acuta superior oder inferior bezeichnet werden. Es müssen darum auch diese beiden Affektionen hier in Betracht gezogen werden.

Von der Poliencephalitis acuta superior gibt es, wie früher erwähnt, wenigstens zwei Typen: die Wernickesche und diejenige, die ich als die Medinsche bezeichnet habe. Ob es noch mehr gibt, muß die weitere Forschung ergeben.

Der Wernickesche Typus ist durch die stark ausgeprägten psychischen Initialerscheinungen — tiefe Störungen des Bewußtseins, Delirium tremens usw. — und den afebrilen Verlauf gekennzeichnet. Meist sind die Augenmuskellähmungen assoziierter oder symmetrischer Natur. Schließlich ergibt die Anamnese eine andere Ätiologie, indem Vergiftungen besonders durch Alkohol die Hauptrolle spielen.

Im Gegensatz zu diesem Bilde trägt der Medinsche Typus die Merkmale einer Infektionskrankheit mit fieberhaftem Beginn usw. Die schweren psychischen Symptome fehlen meist, zeigen aber, wenn vorhanden, meist den Charakter des Sopors statt des Deliriums. Die Augenmuskellähmungen zeigen nur selten eine symmetrische Anordnung, sie sind vielmehr unregelmäßiger verteilt.

Von anderen Formen der Poliencephalitis acuta inferior unterscheidet sich die bulbäre Form der Heine-Medinschen Krankheit wohl durch die Anamnese. Auch hier sind zweifellos weitere Untersuchungen nötig, um die Verhältnisse aufzuklären.

Einer besonderen Besprechung bedürfen die bei der Heine-Medinschen Krankheit auftretenden Facialislähmungen. Wenn sie sporadisch vorkommen, werden sie zweifellos meist als peripherische Lähmungen aufgefaßt und können von diesen in vielen Fällen in ihrem klinischen Verhalten auch nicht unterschieden werden. Meist sind sie jedoch nicht so hochgradig ausgeprägt wie letztere. Entscheidend ist die Entstehung im Anschluß an das fieberhafte Vorstadium. Daß die gewöhnlichste Ursache der Facialislähmungen bei Kindern, Ohrenleiden, ausgeschlossen werden muß, ist selbstverständlich.

Von einer cerebralen Kinderlähmung unterscheidet sich die hemiplegische Form der spinalen Kinderlähmung durch den Verlust der Reflexe.

Atrophie und Veränderung der elektrischen Erregbarkeit. Von anderen Arten der cerebralen Kinderlähmung kann die encephalitische Form der Heine-Medinschen Krankheit, wenn diese einen hemiplegischen Charakter annimmt, höchstens durch den gewöhnlichen fieberhaften Beginn unterschieden werden.

Prognose. Wenn bei der Heine-Medinschen Krankheit von der Prognose gesprochen wird, so muß man hier mehr als bei den meisten anderen Krankheiten zwischen der Prognose quoad vitam und quoad valetudinem completam unterscheiden. Es galt früher als ein Glaubenssatz, daß die spinale Kinderlähmung niemals oder wenigstens in nur sehr seltenen Fällen tödlich verliefe, daß aber immer dauernde Lähmungen zurückblieben. Was den ersten Punkt betrifft, hatten schon Medin und Rißler in einwandfreier Weise gezeigt, daß die spinale Kinderlähmung an sich tödlich verlaufen kann. Wickman fand dann, daß die Prognose quoad vitam unter Umständen eine sehr trübe und die Mortalität eine sehr hohe sein kann, und zwar fand er diese höher bei Erwachsenen als bei Kindern. Dagegen ergab sich aus der schwedischen Epidemie 1905, daß die Prognose quoad valetudinem completam eine viel bessere ist, als früher angenommen wurde.

Was zunächst die Mortalität anlangt, so schwankt dieselbe in den verschiedenen Herden derselben Epidemie, ja sogar in den verschiedenen Ortschaften innerhalb einer und derselben Epidemie ziemlich beträchtlich. So hat Wickman in einem beschränkten Herde unter 26 Lähmungsfällen eine Mortalität von 42,3 Proz. gefunden, in einem anderen dagegen unter 41 Gelähmten nur 10 Proz.

Bei der Betrachtung einer Epidemie gestalten sich die Verhältnisse ganz verschieden, je nachdem man die abortiven Fälle mit berücksichtigt oder nicht, und auch im ersten Falle wiederum ändert sich das Bild mit dem genaueren Bekanntwerden der abortiven Fälle.

In der beigefügten Tabelle sind die mir zugänglichen Zahlen aus den letzten größeren europäischen Epidemien zusammengestellt:

		Gesamtzahl d. Lähmungsfälle	Gesamtzahl der Todesfälle	Mortalität
Wickman[1])	Schweden 1905	868	145	16,7 Proz.
Leegaard	Norwegen 1905	577	84	14,56 „
Zappert	N.-Österreich 1908	266	29	10,8 „
Lindner und Mally . .	O.-Österreich 1908	71	16	22,5 „
Fürntratt	Steiermark 1908	433	57	13,16 „
Krause	Deutschland 1909 (Arnsberg)	633	78	12,3 „
Ed. Müller	Deutschland 1909 (Hessen-Nassau)	100	16	16 „
Peiper	Deutschland 1909 (Vorpommern)	51	6	11,7 „
Eichelberg	Deutschland 1909 (Hannover)	34	7	20,58 „

[1]) Meine gesamte Statistik umfaßt im ganzen 1025 Fälle mit 159 Todesfällen; 868 waren mit Lähmungen verbunden, 157 abortiv. Da die Zahl der letzteren weit hinter der Wirklichkeit zurückbleibt, und um einen Vergleich mit den übrigen Epidemien zu ermöglichen, habe ich nur die 868 Lähmungsfälle der Berechnung der Mortalität zugrunde gelegt. Bei

Es geht aus der vorstehenden Tabelle unwiderleglich hervor, daß während der europäischen Epidemien eine ziemlich starke Mortalität sich geltend machte. Die amerikanischen Epidemien zeigen dagegen eine geringere Mortalität. Bei der New Yorker Epidemie wird sie auf 5 Proz. geschätzt. Lovett fand in Massachusetts 1907 auf 234 Kranke 11 Tote = 4,7 Proz., das folgende Jahr auf 136 Erkrankte eine Sterblichkeit von nur 2,94 Proz., während Emerson gleichzeitig in einem anderen Teil von Massachusetts 7,24 Proz. Mortalität hatte.

Diese ist nun bei Erwachsenen größer als bei Kindern. In der Statistik von Wickman betrug die Mortalität in der Periode 0—11 Jahren (592 Lähmungsfälle mit 71 Toten) 11,9 Proz., während sie in den Jahren 12—32 (250 Lähmungsfälle mit 69 Toten) eine Höhe von 27,6 Proz. erreichte. Auch das Material von Leegaard zeigt dasselbe Verhalten, obgleich der Autor demselben keine besondere Aufmerksamkeit zu schenken scheint. Wenn man nämlich die Zahlen von Leegaard in Prozente umrechnet, so findet man zwischen 0—14 Jahren eine Mortalität von 12,4 Proz. (404 Lähmungsfälle mit 50 Toten), dagegen zwischen 15—30 Jahren von 25,8 Proz. (132 Fälle mit 34 Toten). Wenn man aus der Tabelle der Fürntrattschen Arbeit die Berechnungen macht, so bekommt man zwischen 0 und 14 Jahren 407 Fälle mit 45 Toten = 11,05 Proz., über 15 Jahren dagegen 43 Fälle mit 11 Toten = 25,58 Proz. Wie man sieht, besteht zwischen den verschiedenen Statistiken eine sehr gute Übereinstimmung. Die Zahlen von Lindner und Mally zeigen eine noch größere Differenz, indem auf 59 Lähmungsfälle zwischen 0—11 Jahren 10 Tote = 16,9 Proz. kamen, während von 12 Lähmungsfällen über 11 Jahre nicht weniger als 6 = 50 Proz. starben.

Die Erfahrungen aus den übrigen Epidemien widersprechen zwar nicht diesen Befunden, die Zahlen sind aber für die Erwachsenen, wie die betreffenden Autoren selbst betonen, allzu klein, um irgendwelche Schlüsse zu erlauben. Da aber das Material von Wickman und Leegaard ein ungewöhnlich großes ist (zusammen 1378 Lähmungsfälle mit 224 Todesfällen) und zudem unter sehr gleichmäßigen Verhältnissen gesammelt wurde, so dürfte die höhere Mortalität bei älteren Kindern und Erwachsenen als eine erwiesene Tatsache gelten können.

Man könnte auch von einer ungleichen Prognose mit Rücksicht auf die verschiedenen Krankheitstage sprechen. Wickman fand nämlich, daß das Leben am meisten vom dritten bis siebenten Tage bedroht ist, und zwar zeigte der vierte Krankheitstag die größte Sterblichkeit. In dem Materiale von Leegaard trat der Tod in der verhältnismäßig überwiegenden Zahl der Fälle am dritten und vierten Krankheitstage ein. Ed. Müller erwähnt auch, daß am vierten Tage die schweren Lähmungen relativ am häufigsten einsetzten.

Nach Ablauf der zweiten und dritten Woche ist das Leben besonders durch Pneumonien bedroht, was mit der mangelnden Funktion der paretischen Respirationsmuskulatur zusammenhängt.

Der zweite Punkt der Prognose betrifft die Aussicht der Erkrankten, entweder den Lähmungen ganz zu entgehen oder aber von denselben ganz zu genesen. Wie schon oben bei der Besprechung der Symptomatologie ge-

---

den Todesfällen sind diejenigen nicht mitberücksichtigt, in denen der Exitus nach der zweiten Woche eintrat, weil nach diesem Zeitpunkte der letale Ausgang immer durch komplizierende, wenn auch wohl gewöhnlich mit den Lähmungen in Kausalzusammenhang stehende Krankheiten wie z. B. Pneumonie herbeigeführt wird. Nach Abzug der genannten Todesfälle — im ganzen 14 — bleiben die 145 in die Tabelle aufgenommenen zurück.

sagt wurde, kommen zahlreiche Fälle zu schneller Heilung, ohne Lähmungserscheinungen dargeboten zu haben. Wie groß der Prozentsatz dieser Fälle ist, läßt sich zurzeit nicht entscheiden, da ihre Frequenz ziemlich beträchtlich zu wechseln scheint. Ob das Alter auch hier einen Einfluß ausübt, kann zurzeit nicht entschieden werden, weil das vorliegende Material dafür zu klein ist. Von meinen Kranken zwischen 0—11 Jahren, im ganzen 699, stellten 107 = 15,3 Proz. abortive Formen dar, während diese in den Jahren 12—32 auf die 299 Kranke bezogen 49 = 16,4 Proz. betrugen. Leegaard hatte auf 615 Kranke zwischen 0—14 Jahren 211 = 34,31 Proz. abortive Fälle, während von 15 Jahren ab unter 179 Fällen 47 abortive waren, also 26,3 Proz. Obgleich kein bündiger Schluß aus diesen Zahlen gezogen werden kann, da die Primärangaben über die abortiven Fälle nicht hinreichend zuverlässig sind, so sind sie doch nicht ohne Interesse, da die mangelhafte Berichterstattung wahrscheinlich in demselben Grade sowohl für Erwachsene als für Kinder zutrifft. Die angeführten Zahlen deuten jedoch darauf hin, daß die älteren Kinder und die Erwachsenen sich in der betreffenden Beziehung anscheinend keines Vorzuges erfreuen können.

Hinsichtlich der Heilung vorhandener Lähmungen haben die Epidemien eine Umwertung unserer Begriffe herbeigeführt. Es galt bis vor kurzem als ein Axiom, daß eine akute Poliomyelitis niemals restlos ausheile. Es ist nun durch zahlreiche Beobachtungen sichergestellt, daß eine nicht unbeträchtliche Zahl von zum Teil ausgedehnten Lähmungen vollständig zurückgeht, wie ich selbst, sowie mehrere in- und ausländische Kollegen konstatieren konnten.

Ich versuchte, den Zustand der in meine Statistik aufgenommenen Gelähmten 1—1 $^1/_2$ Jahr nach dem akuten Stadium zu eruieren. Angaben wurden von 530 Fällen erhalten, und zwar wurde angegeben:

Gelähmte	297 = 56	Proz.
Geheilte	233 = 44	„

Zu diesen Zahlen möchte ich bemerken, daß die Angaben nur zum Teil von Ärzten gemacht wurden, sonst aber von Lehrern und anderen Personen. Sie können also keine Ansprüche auf vollständige Exaktheit machen, scheinen mir jedoch ein nicht geringes Interesse zu haben, da sie zeigen, daß ein unerwartet hoher Prozentsatz der schon Gelähmten ohne dauernde gröbere Störungen davonkommen kann.

Leegaard macht von seinen Lähmungsfällen die Angabe, daß 26,87 Proz. geheilt seien.

Ed. Müller konnte bei 58 Kranken, die er in dauernder Kontrolle hatte, in 10 Fällen = 15 Proz. schon vor dem Ende des ersten Halbjahres eine Heilung ohne erkennbare Funktionsstörung feststellen. Und doch ist, wie Müller hervorhebt, dies sicher die Mindestzahl, da auch in der Folgezeit erfahrungsgemäß weitgehende Rückbildungen eintreten, wie dies schon bei einer ganzen Reihe von anderen Erkrankten der Fall war, so daß zur Zeit der Publikation nur in etwa einem Drittel der Fälle schwere und ausgebreitete Lähmungen zurückgeblieben waren.

Krause schätzt die Zahl der Kranken während der westfälischen Epidemie, die ohne jede Residuen geheilt wurden, auf 15—20 Proz.

Während der österreichischen Epidemie 1908 wurden von Zappert bei 266 Kranken 37 Heilungen gemeldet. Der Autor betont aber, daß die tatsächliche Heilungsziffer wahrscheinlich eine noch größere sein wird, da vom Beginn der Epidemie bis zur Zeit der Einleitung der Sammelforschung nur einige Monate verflossen waren. Auch Zappert ist eine ganz große Zahl von bedeutenden Besserungen bekannt.

Foerster sah schon etwa $^1/_2$ Jahr nach dem Krankheitsbeginn von 15 Fällen, die er genau beobachten konnte, 3 restlos ausheilen und 2 bis auf kleine Reste, die auch zu der Zeit der Mitteilung im Rückgang begriffen waren.

Nicht so günstig lauten die Angaben aus der New-Yorker Epidemie. Aus dem Sammelbericht erfährt man nämlich, daß nur in 5,3 Proz. eine vollständige Heilung und in 1,8 Proz. ein „fast vollständiges“ Schwinden der Lähmungen konstatiert wurde. Indessen scheinen die Verhältnisse auch hier gewechselt zu haben, denn Koplik, der einen Teil der New-Yorker Fälle beobachtete, soll nach Ed. Müller die Genesung als Regel bezeichnen. Er sah ausgedehnte Lähmungen vollständig zurückgehen oder nur in beschränkten Gebieten zurückbleiben.

Was Alter und Prognose quoad restitutionem betrifft, so standen von den oben erwähnten 530 Lähmungsfällen meiner Statistik 384 in den Jahren 0—11. Von diesen wurden 1—1$^1/_2$ Jahr nach dem Beginn der Krankheit 198 = 51,6 Proz. als gelähmt und 186 = 48,4 Proz. als geheilt angegeben. Älter als 11 Jahre waren 146, davon gelähmt 99 = 67,8 Proz. und geheilt 47 = 32,2 Proz.

Daß meine Zahlen nicht einfach darauf zurückgeführt werden können, daß Residuen bei älteren Individuen leichter bemerkt werden, geht schon daraus hervor, daß die Jahre 0—2, in denen doch am allerleichtesten Funktionsstörungen übersehen werden. einen viel niedrigeren Heilungsprozentsatz als die Perioden von 3—11 Jahren zeigten.[1])

Leegard fand im Alter von 0—14 Jahren 404 anfänglich Gelähmte, von denen 281 = 69,6 Proz. auch gelähmt blieben, dagegen 123 = 30,4 Proz. geheilt waren.

Von den Gelähmten über 14 Jahren, im ganzen 132, blieben

gelähmt 102 = 77,3 Proz.
geheilt 30 = 22,7 „

Sowohl Leegaards Statistik, wie die meinige deuten darauf hin, daß auch betreffend der Heilung der Lähmungen die Erwachsenen schlechter gestellt sind als die Kinder.

Wir sehen also, daß, soweit die vorliegenden Zahlen verwertet werden können, die Prognose für Erwachsene in jeder Hinsicht ungünstiger zu sein scheint als für Kinder.

Im Vergleich mit dem Alter scheinen andere Momente keinen nachweisbaren Einfluß auf die Prognose auszuüben, besonders kann weder auf Grund meines Materials noch nach den Erfahrungen anderer Autoren den beiden Faktoren, an die man hier zuerst denkt, dem allgemeinen Körperzustande und der neuropathischen Belastung eine Bedeutung zugeschrieben werden. Sehr oft waren gerade die Verstorbenen kräftige und gesunde Bauersleute. Dagegen scheint es, als ob anstrengende Arbeit während des Initialstadiums gelegentlich einen ungünstigen Einfluß auf den weiteren Verlauf der Krankheit auszuüben bzw. ein Rezidiv hervorzurufen imstande wäre.

Von Wichtigkeit ist zu wissen, ob wir einige klinische Anhaltspunkte besitzen, um etwas über den Verlauf und den Ausgang der Krankheit vorauszusagen.

Was zunächst die Schwere der Initialerscheinungen betrifft, so ist oben schon hervorgehoben, daß wir in ihnen keine Anhaltspunkte für die Stellung der Prognose haben. Es können die Anfangssymptome sehr alarmierend sein und der Fall sehr gutartig, sogar abortiv verlaufen, während verhältnismäßig gelinde Initialerscheinungen die Vorboten einer schweren, selbst tödlichen Erkrankung sein können. Hierin stimmen alle Autoren überein.

Dagegen wird in allen Lehrbüchern angegeben, daß man in dem Verhalten der elektrischen Erregbarkeit einen Anhaltspunkt für die Prognose haben kann. So gibt z. B. Oppenheim an, daß diejenigen Muskeln, in denen eine vollständige Entartungsreaktion am Ende der ersten Woche eintritt, auch wahrscheinlich dauernd gelähmt bleiben, während diejenigen, wo die faradische Erregbarkeit nach 2—3 Wochen nicht völlig erloschen ist, voraussichtlich wieder funktionsfähig werden. Wenn diese Regel nun auch zweifellos für eine große Zahl von Fällen zutrifft, so scheinen doch die Grenzen nach den neueren Erfahrungen hierbei etwas zu eng gesteckt zu sein.

Aus meinen ziemlich spärlichen elektrischen Untersuchungen habe ich den Eindruck bekommen, daß die landläufigen Angaben über die prognos-

---

[1]) Meine früheren Angaben über die Bedeutung des Alters für die vollständige Ausheilung bezogen sich auf die von mir selbst beobachteten Kranken, nicht wie hier auf das Gesamtmaterial.

tische Bedeutung der elektrischen Untersuchung für manche Fälle nicht zutreffen, und daß die ganze Frage einer eingehenden Bearbeitung und einer Revision bedürftig ist. Dieser Ansicht hat sich jüngst Ed. Müller angeschlossen. Er fand, daß die aktive Kontraktion oft viel besser ist, als man dies nach dem elektrischen Befunde erwarten könnte, während andererseits selbst nach vielwöchentlicher Dauer der Lähmung die Entartungsreaktion fehlen kann. Ebenso gibt Foerster an, daß auch die Muskeln, die während der akuten Lähmung Entartungsreaktion zeigen, doch vollständig restituiert werden können. Es dürften somit die alten Regeln nicht Stich halten.

Von Bedeutung ist natürlich auch zu wissen, wie lange man auf eine Wiederherstellung bzw. eine Besserung hoffen kann. Die meisten vollständigen Heilungen vollziehen sich zweifelsohne im Laufe des ersten Halbjahres, aber auch im zweiten Halbjahre sind sie nicht so selten. Ja, Petrén und Ehrenbergh behaupten, daß sie bei ausdauernder Behandlung eine Heilung gelähmter Muskeln noch nach einigen Jahren erhalten haben. Sicher ist, daß sowohl Heilungen wie Besserungen bei geeigneter Therapie in weit späteren Stadien, als man früher annahm, zu erzielen sind.

Es ist nicht ohne Interesse zu untersuchen, ob die hier oben bezüglich der Prognose mitgeteilten neuen Befunde, welche früheren Erfahrungen widersprechen, wirklich neuen Tatsachen entsprechen oder ob die Verhältnisse auch früher dieselben waren und nur falsch gedeutet wurden. In der Tat ist ja unter anderen Gründen gegen die Identität der epidemischen mit der klassischen sporadischen Poliomyelitis auch das ganz verschiedene Verhalten der Prognose in ihren verschiedenen Beziehungen herangezogen worden. Wie ich glaube mit Unrecht. Es soll keineswegs in Abrede gestellt werden, daß die Poliomyelitis hinsichtlich der Mortalität usw. Schwankungen unterworfen ist; ich habe dies oben ausdrücklich betont und dafür Belege gegeben.

Daß der Sterblichkeitsprozentsatz der sporadischen Fälle größer ist als allgemein angenommen wird, steht m. E. außer jedem Zweifel, nur wurden sie bisher bei Kindern oft als Meningitis diagnostiziert. Daß dies in der Tat geschieht, hat Medin durch einen Fall erhärtet, und Pierre Marie spricht dieselbe Vermutung aus. Auch gibt Zappert an, daß bei kleinen Kindern, die an Heine-Medinscher Krankheit sterben, der meningitische Zug des Krankheitsbildes stärker hervortritt als bei älteren. Daß daher die Fehldiagnosen früher häufiger sein mußten, ist ja bei den damals allein vorhandenen mangelhaften Kenntnissen und Beschreibungen des Frühstadiums selbstverständlich. Durch das Erwähnte wird ohne weiteres klar, daß die Angaben über die Mortalität bei Kindern bei der klassischen Poliomyelitis unzuverlässig sind. Dasselbe gilt auch für die Erwachsenen. Bei diesen wurde in den letalen Fällen, wie ich dies schon in meiner ersten Arbeit erwähnt habe, mit Vorliebe eine andere Diagnose gestellt, nämlich Landrysche Paralyse, die meist als Krankheit sui generis aufgefaßt wurde und fast überall als von der akuten Poliomyelitis wesensverschieden angesehen wurde. Wir wissen jetzt, daß die meisten tödlichen Fälle der Heine-Medinschen Krankheit gerade unter dem betreffenden Symptomenkomplexe verlaufen.

Was schließlich die zur Heilung gelangenden Lähmungsfälle betrifft, so waren sie gewiß auch früher nicht unbekannt, vielleicht auch nicht so selten. Aber infolge der Lehre von der ungünstigen Prognose (quoad valetudinem) einerseits und der Auffassung von dem gutartigen Verlauf der Polyneuritis andererseits wurden diese Fälle meist als Polyneuritis diagnostiziert. Waren in solchen gutartig verlaufenden Fällen anfänglich starke Schmerzhaftigkeit, spontane Schmerzen oder gar Druckempfindlichkeit der Nervenstämme vorhanden, so erschien die Diagnose der Polyneuritis unerschütterlich. Es steht nach unseren jetzigen Erfahrungen fest, daß solche Fälle von dem Gifte der akuten Poliomyelitis hervorgerufen werden können. Damit hat sich auch auf diesem Gebiete eine Verschiebung bemerkbar gemacht.

Wenn ich das soeben Gesagte zusammenfasse, so finde ich, daß gute Gründe vorliegen, anzunehmen, daß die Verhältnisse sich wahrscheinlich nicht so stark verändert haben, wie es auf den ersten Blick den Anschein haben könnte, sondern daß der Unterschied zum großen Teil wenigstens nur ein scheinbarer ist, durch falsche Deutung schon früher bestehender Tatsachen entstanden.

Folgekrankheiten. Es scheint, als ob die einmal durchgemachte akute

Poliomyelitis eine gewisse Prädisposition für andere organische Nervenkrankheiten schaffe. Wenigstens sind eine ganze Reihe von Fällen bekannt, wo in späteren Jahren sich eine chronische Rückenmarkskrankheit entwickelte. Meist handelte es sich hier um chronische Muskelatrophien (Charcot, Raymond, Vulpian, Cestan, Alessandrini u. a.). Andere (Cassirer, Rossi) beobachteten unter denselben Umständen eine progressive Myopathie. Ich selbst sah auf der Lennmalmschen Klinik in Stockholm einen Mann, der die Residuen einer spinalen Kinderlähmung trug, an einer kombinierten Hinter-Seitenstrangsklerose leiden.

Auch andere Folgekrankheiten können sich einstellen. So erwähnt Crouzon einen Mann, der in den Kinderjahren eine spinale Kinderlähmung der Beine durchgemacht hatte und später zwischen 18 und 40 Jahren nicht weniger als 9 mal von akut auftretender, vorübergehender Paraplegie der Beine befallen wurde. Über einen etwas ähnlichen Fall berichten Ballet und Dutil.

Als Folgeerkrankungen faßt Pierre Marie einige von ihm beobachtete Fälle von „scoliose tardive" auf, in denen sich diese Jahrzehnte nach der akuten Erkrankung entwickelt hatte.

Doch scheinen die Fälle, in denen nach der Ausheilung der akuten Poliomyelitis im späteren Leben sich Folgekrankheiten entwickeln, nicht allzu häufig zu sein. Nach Risien Russel hat Potts 1903 aus der Literatur nur 37 Fälle sammeln können.

Epidemiologie. Die erste sicher diagnostizierte Epidemie von spinaler Kinderlähmung wurde von Bergenholtz 1881 im nördlichen Schweden beobachtet, der über dieselbe (18 Fälle) an das schwedische Gesundheitsamt einen Bericht erstattete. Die erste Publikation rührt von Oxholm her, der 1887 einen Artikel über 5 ungefähr gleichzeitig in einem engbegrenzten Gebiete von Norwegen aufgetretene Lähmungsfälle veröffentlichte. Obgleich diese zweifellos in unser Krankheitsbild gehören, scheint der Autor selbst über die Natur der Krankheit nicht ganz im klaren gewesen zu sein. Cordier veröffentlichte dann 1888 die Daten einer in Südfrankreich im Jahre 1885 aufgetretenen kleinen Epidemie von 13 Fällen, die er nachträglich gesammelt hatte. Diese beiden Publikationen blieben aber fast unberücksichtigt. Erst durch den Vortrag von Medin auf dem X. internationalen Kongresse in Berlin 1890, wo er über seine bedeutungsvollen Beobachtungen bei der ersten Stockholmer Epidemie (43 oder richtiger 44 Fälle) berichtete, wurde allgemein bekannt und anerkannt, daß die spinale Kinderlähmung epidemisch auftreten könne.

In der Folgezeit wurde nun auch über hier und da vorkommende Häufungen von Fällen berichtet, von denen nur die Epidemien von Medin (zweite Epidemie in Stockholm 1895, 21 Fälle), Caverley und Macphail in Amerika 1894 (126 Fälle), Leegaard in Norwegen 1899 (54 Fälle), Buccelli in Italien 1897 (17 Fälle), Auerbach in Frankfurt a. M. 1898 (15 Fälle), Zappert in Wien 1898 (42 Fälle), Platou 1904 (20 Fälle) und Nannestad 1904 (41 Fälle), beide in Norwegen, den Namen von Epidemien verdienen. Die anderen stellen nur kleine Häufungen von 4—5 Fällen oder etwas mehr dar, in einigen sogar noch weniger (Brieglieb, André, Pierracini, Pasteur, Pleuss, M. Taylor, Buzzard, Bülow-Hansen und Harbitz, Newmark, Packard, Chapin u. a.).

Über die Verbreitungsart der Heine-Medinschen Krankheit haben nun die erwähnten Publikationen keine Aufklärung geben können. Die einzige diesbezügliche Beobachtung stammt von Leegaard, der feststellen konnte, daß die Krankheit auffallende Beziehungen zu den Verkehrsstraßen zeigte. Die nähere Verbreitungsweise blieb aber auch hier vollständig dunkel, und die Anschauungen gipfelten in dem Satze, daß die spinale Kinderlähmung zwar infektiöser, aber nicht kontagiöser Natur sei. In der Tat lag für eine Kontagiosität kein einziges einwandfreies Beispiel vor.

Erst 1907 konnte Wickman in seiner Arbeit über die große schwedische Epidemie 1905 (1031 Fälle umfassend) nachweisen, daß die Heine-Medinsche Krankheit durch Übertragung von Person zu Person verbreitet wird und daß dies teils durch die früher übersehenen abortiven Formen Erkrankten, teils durch gesunde Zwischenträger geschieht.

Wie schon mehrfach oben erwähnt wurde, trat in mehreren Ländern die Krankheit epidemisch auf. So in Norwegen 1905 mit 952 Fällen (von Leegaard 1909 zusammengestellt), in New York 1907 mit ungefähr 800 Fällen[1]), gleichzeitig 234 Fälle (Lovett) in Massachusetts, wo das folgende Jahr eine neue von Lovett und Emerson beschriebene Epidemie von 136 Fällen brachte, in Niederösterreich und Wien 1908 mit 290 Fällen (von Zappert 1910 zusammengestellt) und gleichzeitig eine kleinere Epidemie in Ober-Österreich mit 68 Fällen, über die von Löcker (ebenso wie später von Lindner und Mally) Mitteilungen gemacht wurden. Das folgende Jahr brachte in Österreich, und zwar in Steiermark eine noch größere von Fürntratt beschriebene Epidemie von wenigstens 433 Fällen. Gleichzeitig suchte die Krankheit, nachdem schon 1908 eine kleinere Epidemie von 36 Fällen in Heidelberg (J. Hoffmann) und eine andere mit 22 Fällen in der Nachbarschaft von Hamburg (Nonne) aufgetreten war, zum ersten Male Deutschland in ausgesprochen epidemischer Weise heim. Hier bestanden folgende größere Herde, die von verschiedenen Autoren studiert und beschrieben wurden, und zwar: In Westfalen 633 Fälle (P. Krause); im Ruhrgebiet (Grober); in Hessen-Nassau über 130 Fälle (Ed. Müller). Dann einige kleinere, in Hannover 34 Fälle (Eichelberg); in Schlesien mindestens 50 Fälle (Foerster), in Vorpommern 51 Fälle (Peiper). Die Epidemie 1909 hat also wenigstens etwa 1000 Fälle umfaßt, vermutlich aber noch mehr.

In Frankreich und Holland trat die Krankheit ebenfalls 1909 in epidemischer Weise auf. Von Paris und Umgebung hat Netter etwa 100 Fälle mitgeteilt.

Außer den obenerwähnten sollen auch andere Epidemien, besonders in Amerika und Australien, geherrscht haben. Die diesbezüglichen Publikationen standen mir aber meist nicht zur Verfügung und ich kann deshalb keine genaueren Angaben über dieselben machen. Ich führe sie aber nach Lovett und Netter hier an.

Australien: Alston 1895 (14 Fälle), Wade 1904 (34 Fälle).

Amerika: Painter 1892 (38 Fälle) in Massachusetts, wovon Brachett 1894 10 Fälle mitteilte; Bondurant und Woods in Albana 1900 (15 Fälle).

1908 sollen außer der obenerwähnten von Lovett und Emerson aus Massachusetts beschriebenen Epidemie mehrere andere Staaten, unter ihnen Minnesota mit mehr als 150 Fällen, heimgesucht gewesen sein.

1909 sollen in Nebraska mehr als 200 Fälle aufgetreten sein.

Es ist eine seit langem bekannte Tatsache, daß die akute Poliomyelitis hauptsächlich während der Sommermonate und im Herbstanfang auftritt. Dies ist auch bei den letzten Epidemien im allgemeinen der Fall gewesen. In der schwedischen Epidemie 1905 fielen auf die Monate Juli bis Oktober nicht weniger als 86 Proz. der Fälle mit dem Maximum im August, wo 35 Proz. der Gesamtzahl fielen. Dasselbe war der Fall bei der gleichzeitig in Norwegen herrschenden Epidemie (Leegaard). Andere zeigen kleine Verschiebungen nach der einen oder anderen Richtung, so fiel bei der Epidemie in New York 1907 das Maximum in den September. Ähnlich war das Verhalten bei der Epidemie in Massachusetts, die Lovett be-

[1]) In dem amerikanischen Sammelbericht über diese Epidemie wird gesagt, daß über 752 Fälle Angaben existieren, daß aber die Kommission, welche den Bericht ausgearbeitet hat, die wirkliche Zahl auf nicht weniger als 2000 Fälle schätzt. Die Tatsachen, die dieser Schätzung zugrunde liegen, scheinen mir aber zu ihrer Begründung ganz und gar unzureichend zu sein.

schrieben hat. Dagegen war die Morbidität während der von Ed. Müller beschriebenen Epidemie in Hessen-Nassau von Juli bis September wesentlich geringer, als im Oktober und November, indem über 75 Proz. der Gesamtzahl in diesen beiden Monaten erkrankten. Müller führt diese Tatsachen darauf zurück, daß die Krankheit wahrscheinlich von dem benachbarten Westfalen aus, wo der Gipfel im September und Oktober erreicht wurde, allmählich auf Hessen-Nassau übergegriffen hatte.

Betrachtet man eine Epidemie als Ganzes, so ergibt sich zwar als Regel, daß das Maximum in den Sommer oder Anfang des Herbstes fällt. Berücksichtigt man aber die Details, so kann man gelegentlich die nicht unwichtige Tatsache feststellen, daß in gewissen Gegenden der Höhepunkt in den Winter fällt. So erwähnt Wickman, wie in drei nebeneinanderliegenden und deutlich zusammengehörenden Herden die Krankheit im ersten (18 Fälle) sich von Juni bis Oktober abspielte, im zweiten (westlich davon gelegen, 27 Fälle) von Juli bis Dezember und im dritten (noch westlicher, 62 Fälle) von Ende September bis zum folgenden Februar mit dem Maximum während November und Dezember. Ich kann hier hinzufügen, daß aus dem nördlichsten Schweden über eine mitten im Winter sich abspielende Epidemie mit ihrem Maximum im April und Mai erst im letzterwähnten Monat an das Gesundheitsamt berichtet wurde. In einem verhältnismäßig kleinen Bezirke beobachtete der einzige Arzt der Ortschaft vom Oktober bis September nicht weniger als 69 Fälle, die sich auf die verschiedenen Vierteljahre folgendermaßen verteilten: Oktober bis Dezember 13 Fälle; Januar bis März 25; April bis Juni 28 und Juli bis September 3 Fälle. Wenn also die Heine-Medinsche Krankheit zwar als eine Sommerkrankheit bezeichnet werden kann, so darf doch nicht vergessen werden, daß sie auch im Winter vorkommt und auch in dieser Jahreszeit in epidemischer Weise auftreten kann, was in epidemiologischer Hinsicht nicht ohne Bedeutung ist, wie dies später erwähnt werden soll.

Ehe ich auf die Verbreitungsweise eingehe, werde ich die epidemiologisch wichtige Frage von der Inkubationszeit besprechen. Diese wurde von Wickman auf 1—4, von Leegaard auf 1—3 Tage angenommen. Dieser Schätzung wurde das Zeitintervall zwischen dem ersten und zweiten Falle in den Familien, wo mehr als 1 Mitglied befallen wurde, zugrunde gelegt. Hierbei prävalierten 1—4 Tage in so starker Weise, daß es berechtigt erscheinen durfte, die erwähnte kurze Inkubationszeit anzunehmen. Dagegen fand Wickman in einigen Fällen, wo die Krankheit sich anscheinend nach einem Besuch entwickelt hatte, im allgemeinen eine Inkubationsdauer von 6—10 Tagen. Wie jetzt behauptet werden kann, ist diese Annahme die richtigere. Wenigstens haben die experimentellen Untersuchungen gezeigt, daß bei den Affen die Inkubationszeit im Mittel 9—10 Tage beträgt mit einem Minimum von 4 und einem Maximum von 33 Tagen (Flexner und Lewis). Ed. Müller fand beim Menschen in 6 Fällen, wo die Infektionsquelle zeitlich und örtlich zu bestimmen war, eine Inkubationsdauer von mindestens 5 Tagen, und durchschnittlich etwa 1 Woche, P. Krause schätzt sie auf 10—12 Tage.

Es sei nun zu diesen Ausführungen bemerkt, daß eine Person, die sich die Krankheit z. B. bei einem Besuch zugezogen hat, nicht unbedingt auch in demselben Momente angesteckt werden muß. Das Virus kann ja an den Händen, an den Kleidern oder anderswo haften und erst später in den Körper eindringen, also erst später die eigentliche Infektion verursachen. Ganz einwandfrei sind also diese Zahlen, und zwar besonders die höheren, nicht. Was dagegen die Ergebnisse der Affenimpfungen betrifft, so ist die Inkubationszeit von der Injektion bis zum ersten Eintritt der Lähmung berechnet, da das beim Menschen im allgemeinen wohlcharakterisierte febrile Initialstadium von meist 2—3 Tagen hier in der Regel fehlt. Zieht man dies in Betracht, so ist die Differenz zwischen meinen Zahlen und dem Ergebnis der experimentellen Forschung nicht so groß, wie dies auf den ersten Blick erscheint. Allerdings gebe ich ohne weiteres zu, daß die Inkubationszeit von 1—2 Tagen zu kurz bemessen ist und daß in den Familien, wo zwischen dem ersten und zweiten Falle dies Intervall zu beobachten ist, beide Mitglieder aus derselben Quelle infiziert worden sind. Dagegen scheint mir die Annahme einer Inkubationsdauer von mindestens 3—4 Tagen beim Menschen, wenn man natürlich den Krankheitsbeginn vom Einsetzen der Febrilia rechnet, durchaus berechtigt. Wahrscheinlich liegt aber der Durchschnitt etwas höher. Ich möchte besonders hervorheben, daß die Annahme dieser etwas längeren Inkubationsdauer in keiner Weise meine Schlüsse über die Verbreitungsart der Krankheit beeinträchtigt. Nur in ganz vereinzelten Fällen wird der Zusammenhang der Fälle ein anderer als der von mir angegebene sein. Dementsprechend habe ich in einigen der beigegebenen Schemata, die sonst einer meiner Arbeiten entnommen sind, einige kleine Änderungen vorgenommen, indem ich hier unentschieden lasse, in welcher Weise die Krankheit in die Schulen eingeschleppt wurde.

Was nun die Verbreitungsweise betrifft, so wurde diese, wie erwähnt, zum ersten Male genau während der schwedischen Epidemie 1905 von Wickman festgestellt, und da bisher bei keiner anderen Gelegenheit die epidemischen Verhältnisse unter so günstigen Bedingungen studiert werden konnten, soll hier etwas näher über diese Epidemie berichtet werden.

Dieselbe umfaßte im ganzen 1031 Fälle. Diese zeigten eine sehr ungleiche Verteilung, so daß große (4—5 an der Zahl) oder kleine Herde auftraten, zwischen denen große Gebiete lagen, die entweder vollständig frei waren oder wo die Krankheit nur in ganz vereinzelten Fällen auftrat. Dieses herdweise Auftreten war von der Bevölkerungsdichtigkeit vollständig unabhängig, was schon daraus hervorgeht, daß die Krankheit hauptsächlich das flache Land heimsuchte, dagegen die Städte fast verschonte.

Was zunächst die Verbreitungsweise innerhalb der größeren Herde betrifft, so war die Erforschung derselben im einzelnen nur innerhalb begrenzter Bezirke möglich gewesen, wo teils alle Fälle zur Kenntnis gelangten, teils auch die Verhältnisse zwecks Nachweis der bestimmenden Faktoren haben untersucht werden können. In solchen Gegenden konnte nun, während gleichzeitig andere Momente, die in befriedigender Weise die Verbreitung der Krankheit hätten erklären können, nicht nachweisbar waren, konstatiert werden, daß ein Kontakt zwischen fast sämtlichen von der Krankheit befallenen Personen stattgefunden hatte. Dieser Kontakt braucht indessen durchaus nicht ein direkter zu sein, so daß die erkrankten Personen in Berührung miteinander gestanden hätten. Im Gegenteil scheint das Verhältnis öfter das zu sein, daß der Kontakt durch gesunde Zwischenpersonen vermittelt wurde. Wir finden demnach hier genau dieselben Verhältnisse wieder, wie sie bei einer ganzen Reihe epidemischer Krankheiten sich beobachten lassen, die sich durch Übertragung von Person zu Person verbreiten.

Ich werde dies mit einigen Beispielen belegen. Das nebenstehende Schema Abb. 7 veranschaulicht die Verbreitung innerhalb eines Herdes in dem kleinen Kirchspiel Trästena. Das Kirchspiel, das etwas abseits von den großen Verkehrsstraßen liegt, zählt etwas mehr als 500 Einwohner. Die Häuser, 102 an der Zahl, liegen isoliert, auf einer Fläche von 32,5 Quadratkilometer zerstreut und beherbergen fast sämtlich nur je eine Familie. Der Verkehr zwischen den einzelnen Familien ist sehr beschränkt. Jeder Haushalt hat seinen eigenen Brunnen und gewöhnlich auch eine oder mehrere Kühe, welche die Milch liefern. Bei den äußerst einfachen Lebensgewohnheiten der Bevölkerung, die zum größten Teil durch die Erträgnisse des Landbaues befriedigt werden, ist die Proviantierung von außen her sehr beschränkt. Es sind eigentlich also solche Gegenden zur Erforschung der Verbreitungsweise von Infektionskrankheiten ganz besonders geeignet.

In dem genannten Kirchspiele erkrankten während der Zeit vom 28. Juni bis 4. August 1905 nicht weniger als 49 Personen — hauptsächlich Kinder — an der Heine-Medinschen Krankheit. In 26 Fällen traten Lähmungen auf, die übrigen kamen ohne Paresen davon. Die Erkrankungstage für die letzteren sind im Schema in Klammern angegeben.

Es war von vornherein auf Grund der soeben genannten Umstände klar, daß eine Verbreitung durch die Milch oder das Wasser ausgeschlossen werden konnte. Das gleiche konnte von den übrigen Nahrungsmitteln behauptet werden, da die Proviantierung im allgemeinen von einer Ortschaft geschah, in der sich die Krankheit noch nicht gezeigt hatte.

Beim Forschen nach einer gemeinsamen Infektionsquelle stellte sich heraus, daß diese in der Volksschule des Kirchspiels zu suchen war. Nicht weniger als 7 Patienten, die in ihren betreffenden Familien den Ausgangspunkt für neue Fälle bildeten, besuchten die Schule. Die betreffenden Fälle sind im Schema durch ausgezogene Linien mit der Schule (×) ver-

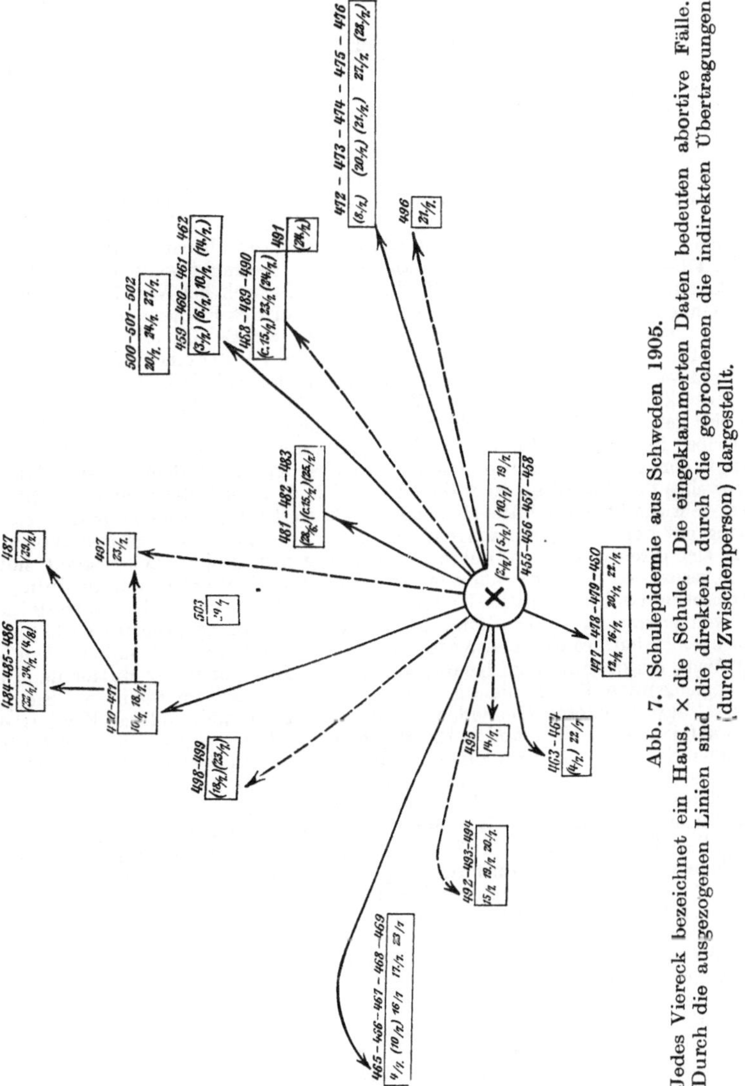

Abb. 7. Schulepidemie aus Schweden 1905.

Jedes Viereck bezeichnet ein Haus, × die Schule. Die eingeklammerten Daten bedeuten abortive Fälle. Durch die ausgezogenen Linien sind die direkten, durch die gebrochenen die indirekten Übertragungen (durch Zwischenperson) dargestellt.

bunden worden (Nr. 477, 463, 465, 470, 481, 459 und 472). In einer der Familien wenigstens, wo 4 Mitglieder erkrankten (Nr. 477 bis 480), war das zuerst erkrankte das einzige von den Kindern, das die Schule besuchte. Hinzugefügt sei, daß die Kinder des Schullehrers, die im Schulhaus wohnten und von denen zwei schulpflichtig waren, sämtlich erkrankten (Nr. 455—458).

Auch andere Gruppen können mit der Schule in Zusammenhang gebracht werden. In 5 Familien hatten die erkrankten Mitglieder schulpflichtige Geschwister, die jedoch nie Symptome zeigten. Eine Familie, deren zwei Kinder (Nr. 498—499) erkrankten, welch letztere weder selbst in die Schule gingen noch schulpflichtige Geschwister hatten, wohnte in demselben einstöckigen Häuschen, wie ein anderes im Schulalter stehendes Mädchen, das aber die ganze Zeit über gesund blieb. Alle diese Häuser sind in dem Schema durch gestrichelte Linien mit der Schule verbunden. Das angeführte Verhältnis deutet darauf hin, daß die Ansteckung, wie wir es auch bei anderen Infektionskrankheiten finden, durch Zwischenglieder verbreitet werden kann, die keine krankhaften Symptome aufweisen; wir haben es demnach hier aller Wahrscheinlichkeit nach mit Virusträgern zu tun.

In sehr guter Übereinstimmung mit der hier angenommenen verschiedenen Übertragungsweise durch die Schule steht die Zeit des Auftretens der Krankheit in den verschiedenen Familien. In denen nämlich, wo die Krankheit der Annahme nach mittels direkter Übertragung durch kranke Schulkinder entstanden ist, tritt der erste Fall in der Zeit vom 28. Juni bis zum 12. Juli auf. In den Familien dagegen, wohin die Ansteckung wahrscheinlich durch Zwischenpersonen (gesunde Schulkinder) gebracht worden ist, fällt der Zeitpunkt für das Auftreten des ersten Falles zwischen den 13. und 23. Juli. Füge ich hinzu, daß die Schule am 15. Juli geschlossen wurde, so glaube ich mit Recht behaupten zu können, daß ein schöneres Beispiel für eine Schulepidemie sich kaum denken läßt.

Von den übrigen Fällen können 4 oder 5 mit einem der obenerwähnten infizierten Häuser, wo Nr. 470—471 erkrankten, in Zusammenhang gebracht werden. Nr. 484, der am 22. Juli erkrankte, hatte nämlich am 19. Juli einen Besuch bei Nr. 471 gemacht, der am 18. Juli erkrankt war. Später wurden die 2 Geschwister des Erstgenannten von der Krankheit befallen. Ferner arbeitete ein Mann (Nr. 487), der am 29. Juli erkrankte, auf dem Hofe bei Nr. 470—471. Das gleiche war auch der Fall bei dem Vater eines am 23. Juli erkrankten Knaben (Nr. 497), der indessen auch einen Bruder in der Schule hatte. Hier liegt also eine doppelte Ansteckungsmöglichkeit vor. Mit den Fällen 470—471 steht höchstwahrscheinlich noch eine ganze Gruppe in Verbindung, wie sogleich erwähnt werden soll.

Es bleiben in dem Kirchspiel von den befallenen Häusern nur drei übrig. Das eine von diesen, in dem Nr. 491 wohnte, lag nur einige Schritte von dem zuerst befallenen, und Verkehr zwischen den Familien ist während der Zeit des Auftretens der Krankheit oft vorgekommen. Für die übrigen Fälle (Nr. 500 bis 502 und 503) konnte zwar kein sicherer Zusammenhang mit den übrigen nachgewiesen werden, aber die Lage der Wohnungen ist derart, daß eine direkte oder indirekte Übertragung mit größter Leichtigkeit sich denken läßt. Auch zeigte sich die Krankheit in den fraglichen Häusern erst Ende Juli.

Mit den obenerwähnten Fällen Nr. 470-471 steht wahrscheinlich eine ganze kleine Gruppe, die weit davon auftrat, in Verbindung. In einem kleinen Kirchspiele, über 100 km von dem hier in Frage stehenden Trästena entfernt, wurden mehrere Personen befallen. Der zuerst erkrankte Patient, ein dreijähriger Knabe, war am 23. Juli mit seiner Mutter nach einem an Trästena angrenzenden Kirchspiele gereist, wo seine Großeltern wohnten. Sie passierten während des Tages infizierte Gegenden. Außerdem kam, während das Kind sich bei den Großeltern aufhielt, eine Verwandte, die als Dienstmädchen gerade auf dem Gute, wo die obenerwähnten Nr. 470—471 krank lagen, angestellt war, zu Besuch. Am 27. Juli erkrankte nun der Knabe an den gewöhnlichen Symptomen. Am 30. Juli trat die Mutter mit ihrem kranken Kinde die Reise nach der Heimat an, wo sie an demselben Tage ankam. Am 7. August erkrankte nun der Vater des Kindes mit Lähmung des einen Beines und am 15. August ein in demselben Hause wohnendes Kind. Am 21. August trat dann in einem zirka 1 km von dem Wohnort der letzteren entfernt gelegenen Hause ein neuer Fall auf, dem am 27. August ein neuer Fall in der allernächsten Umgebung folgte. Der Bruder des letzterwähnten Patienten erkrankte dann Anfang September.

Es liegt hier höchstwahrscheinlich eine Verschleppung der Krankheit vor.

Von der in der Abb. 7 wiedergegebenen Gegend verbreitete sich die Krankheit nach den umliegenden Ortschaften in radiärer Weise.

Das Schema Abb. 8 stellt einen anderen kleinen Herd dar, innerhalb dessen auch Verkehr zwischen fast sämtlichen Fällen sich nachweisen ließ. Die lokalen Verhältnisse waren hier ebenso wie in den in der Folge zu besprechenden Herdchen den oben angeführten sehr ähnlich. Zum Teil ist die Verbreitung auch hier durch die Schule geschehen. Nr. 130, 141 und 138 waren Schulkinder. Nr. 135—136 wohnten in unmittelbarer Nähe der Schule und pflegten während der Pausen mit den Schulkindern zu spielen. Nr. 140 wohnte in demselben Hause wie Nr. 138—139. Nr. 142—146 wohnten in Häusern, die nur einige Schritte von der Heimat von Nr. 141 entfernt waren, so daß sie einem Kontakt kaum entgehen konnten. Für 147—150, die in zwei nebeneinander liegenden Häusern wohnten, ließ sich ein Kontakt durch dritte Person mit den Fällen Nr. 130—134 nachweisen. In derselben Weise stand höchstwahrscheinlich Nr. 151 mit den Fällen Nr. 147—150 in Verbindung. Nr. 152 wohnte bei den Großeltern, die in dem Hause von Nr. 130—134 tätig waren. Nur für Nr. 137 war kein Kontakt nachzuweisen. Es soll hinzugefügt werden, daß das Kirchspiel 1400 Einwohner hatte. Die meisten Häuser (in der Regel für 1 Familie) liegen im allgemeinen zerstreut.

Abb. 9 stellt die Verbreitungsweise innerhalb einer anderen Gruppe von 19 Fällen (davon 9 abortive) dar. Sie traten sämtlich auf 2 in einem größeren See gelegenen Inseln

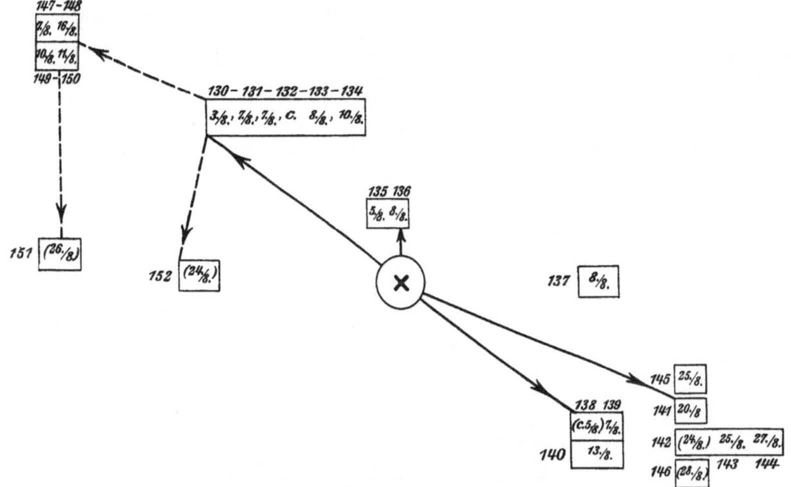

Abb. 8. **Kontaktepidemie** aus Schweden 1905.
Erklärung s. Abb. 7.

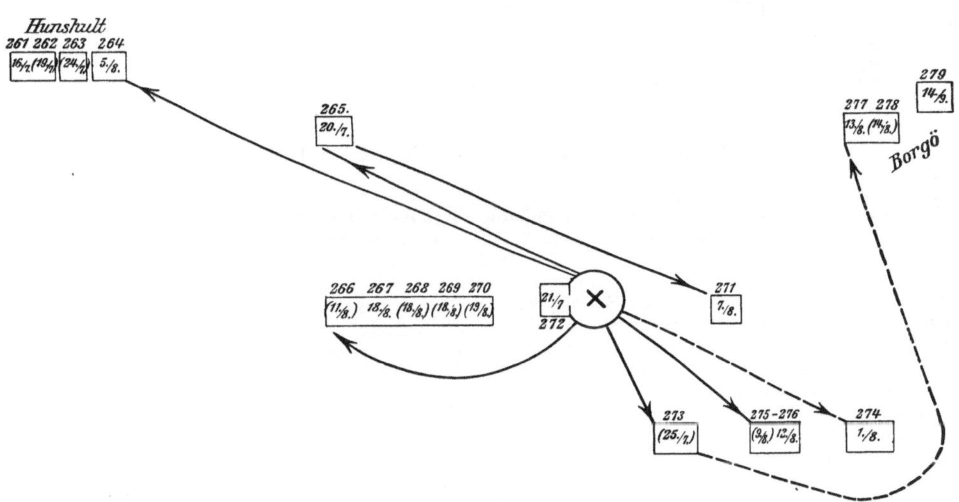

Abb. 9. Schulepidemie aus Schweden 1905.
Erklärung s. Abb. 7.

auf; auf der kleineren, Borgö, nur 3 (Nr. 277—279), die übrigen auf einer etwas größeren, 5 km langen und 1—2 km breiten Insel, Sirkö. Auch hier standen die meisten Erkrankten mit der Schule in Verbindung, und zwar in direkter (Schulkinder), während nur 1 Fall (Nr. 274) mit derselben durch ein gesundes Zwischenglied in Verbindung gebracht werden kann. Nr. 271 war eine erwachsene Person, die ihre Arbeit draußen auf dem Felde hatte und während des Tages die Mahlzeiten bei den Eltern von Nr. 265 einnahm, wo dieser Patient schon krank war.

Die Fälle auf der kleinen Insel Borgö (Nr. 277—279) standen wahrscheinlich mit einem der früher erwähnten in folgender Weise in Verbindung. Die Eltern der Mutter der beiden zuerst befallenen Kinder wohnten auf Sirkö, und zwar in einem Hause, das dicht an dasjenige stößt, in dem Nr. 273 am 25. Juli erkrankte. Der Vater der Kinder hatte auch während der Zeit vom 25. Juli bis 13. August mehrere Male seine Schwiegereltern besucht und hat gewiß auch dort die Verwandten von Nr. 273 getroffen. Für den noch unbesprochenen Fall auf Borgö scheinen die beiden ersten Fälle selbstverständlich die Infektionsquelle gewesen zu sein. Die Häuser liegen nicht weit von einander.

Zwischen fast allen Fällen in der betreffenden Gruppe kann also ein Kontakt nachgewiesen werden. Auf der größeren der beiden Inseln wohnen 28 Familien in 29 Häusern, also auch hier fast nur Einfamilienwohnhäuser. Wie die Krankheit auf die Insel eingeschleppt wurde, konnte nicht eruiert werden. Nur so viel ist sicher, daß der Vater des Kindes, das zuerst befallen wurde, diejenige Person auf der Insel ist, die die lebhaftesten Verbindungen mit den umliegenden Gegenden unterhält.

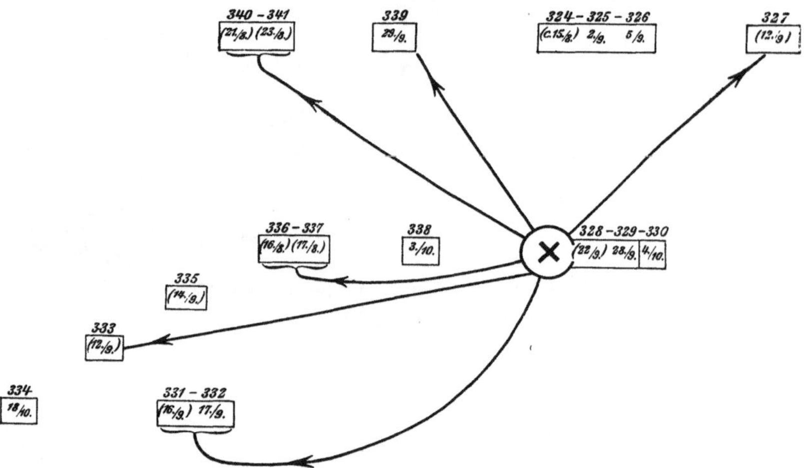

Abb. 10. Schulepidemie aus Schweden 1905.

Ein weiteres Beispiel einer Schulepidemie zeigt Abb. 10. Die Gruppe umfaßt 18 Fälle, darunter 10 abortive mit ausgesprochenen Allgemeinsymptomen. Von diesen 18 gingen 10 in die Schule, einer von ihnen (Nr. 328) wohnte auch im Schulhause, was auch mit seinem Bruder und dem Sohne des Lehrers (Nr. 330) der Fall war. Von den Kindern erkrankten fast alle vor Schließung der Schule, die am 19. September stattfand, nur zwei später, am 22. September und 29. September. Die Schule wurde von 58 Schülern besucht. Für 6 Kinder, in 4 Häusern wohnend, konnten keine Beziehungen zu den übrigen nachgewiesen werden. Die Einwohnerzahl des Kirchspiels beträgt über 3000.

Ich werde schließlich noch eine kleine Gruppe erwähnen (Abb. 11). Die hier zuerst befallene Person (Nr. 714), eine 54 jährige Frau, scheint sich in einer etwa 5 km abgelegenen Ortschaft, wo die Krankheit epidemisch auftrat, die Ansteckung zugezogen zu haben und erkrankte ungefähr am 5. Dezember. Ihr Sohn (Nr. 715), ein 22 jähriger Mann, erkrankte dann am 13. Dezember. Die nächste Stelle, die in diesen Gegenden von der Krankheit ergriffen wurde, war ein von dem vorhergehenden zirka 2 km abgelegenes Haus, woselbst ein Knecht (Nr. 716), der mehrere Male Nr. 715 während dessen Krankheit besucht hatte, am 18. Dezember erkrankte, und sechs Tage später (am 24. Dezember) wurde in demselben Haushalt ein vierjähriges Mädchen (Nr. 717) befallen. Die Cousinen dieser letzteren, die nur einen Steinwurf entfernt wohnen und die täglich mit dem kranken Mädchen zusammengewesen waren, erkrankten am 26. Dezember 1905 und 1. Januar 1906. Die erstere kam ohne Lähmung davon, zeigte aber u. a. Fieber, starke Nackenschmerzen und Opisthotonus. Den beiden Fällen Nr. 720 und 721 scheint der Ansteckungsstoff durch gesunde Zwischenpersonen zugeführt worden zu sein. In der Familie diente nämlich eine Haushälterin, welche die Schwester von Nr. 716 war und eine Woche hindurch während seiner Krankheit täglich ihn besucht hatte. Selbst zeigte sie keine krankhaften

Symptome, aber zwei Kinder in der Familie erkrankten am 31. Dezember 1905 und 10. Januar 1906, das erstere nur mit Allgemeinsymptomen und Nackensteifigkeit. Ferner erkrankte etwa 10 km von dieser Gegend entfernt ein Erwachsener am 10. Januar. Er hatte Weihnachten und den Anfang Januar in seinem Elternhause in der Nähe von der Wohnung von Nr. 716 bis 719 zugebracht, während dieser Zeit hatte er sowohl Nr. 715 wie 716 mehrmals besucht, ersteren u. a. am 3. Januar.

Die Gegend, wo die fragliche Gruppe von Fällen auftrat, ist ziemlich dünn bevölkert. Doch findet sich in der Umgebung der befallenen Häuser eine Anzahl anderer, und man kann es kaum als einen Zufall ansehen, daß die Krankheit die Personen befallen hat, die die oben erwähnten Relationen zueinander hatten.

In zahlreichen anderen Gruppen konnte ebenfalls die Möglichkeit der Übertragung zwischen sämtlichen befallenen Häusern durch gesunde Zwischenpersonen direkt nachgewiesen werden.

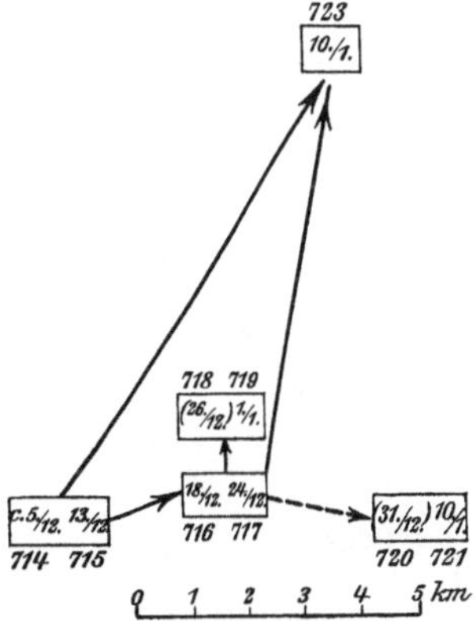

Abb. 11. Kleiner Herd mit nachweisbarem Kontakt zwischen sämtlichen Fällen. Schweden 1905.

Die soeben erwähnten kleinen Gruppen gehörten zu größeren Herden, wo nicht überall der Verbreitungsart der Krankheit mit derselben Genauigkeit nachgegangen werden konnte. Indessen machten sich innerhalb dieser größeren Herde doch einige andere wichtige Umstände geltend, nämlich, daß die Fälle gruppenweise auftraten, und daß die Verbreitung innerhalb der Herde in der Regel radiär war. Außerdem konnte auch hier in sehr zahlreichen dieser mehr zerstreuten Fälle die Möglichkeit einer direkten oder indirekten Übertragung nachgewiesen werden.

Die gruppenweise Anordnung kam sowohl darin zum Ausdruck, daß mehrere Personen in derselben Familie oder in demselben Hause befallen wurden und zweitens darin, daß sehr oft einander naheliegende Häuser heimgesucht wurden. Was den ersten Punkt betrifft, so verteilen sich die 1031 Fälle in den Häusern auf folgende Weise:

in	627	Häusern	je	1 Fall
„	95	„	„	2 Fälle
„	39	„	„	3 „
„	14	„	„	4 „
„	7	„	„	5 „
„	1	Haus	„	6 „

Diese Zahlen sind zwar anderen ähnlichen gegenüber ziemlich hoch, was sich zum Teil dadurch erklärt, daß auch abortive Fälle berücksichtigt wurden. Da aber andererseits von solchen in meiner Kasuistik nur 157 aufgenommen wurden, weil nur die in abgegrenzten Gegenden vorgekommenen und vollkommen sichergestellten Aufnahme fanden, so würden sich ganz gewiß, wenn sämtliche abortive Fälle mitgerechnet würden, die Verhältnisse noch mehr denjenigen anderer kontagiöser Krankheiten nähern.

Dieselbe Ursache, wie das Befallensein von mehreren Mitgliedern derselben Familie, hat die ausgesprochene gruppenweise Anordnung, die die Fälle innerhalb der großen Herde zeigten. Die Fälle innerhalb dieser kleinen Gruppen zeigten nun eine solche Zeitfolge, daß daraus mit größter Wahrscheinlichkeit irgend ein gegenseitiger kausaler Zusammenhang hergeleitet werden kann.

Ein weiterer wichtiger Befund, der mehrmals erhoben werden konnte, war die radiäre Verbreitung innerhalb der Herde selbst, die ich durch mehrere besonders schöne Beispiele illustrieren konnte. In wieder anderen Gegenden waren die Gruppen ungefähr gleichzeitig entstanden und lassen es somit als wahrscheinlich erscheinen, daß sie Ausflüsse derselben Quelle sind.

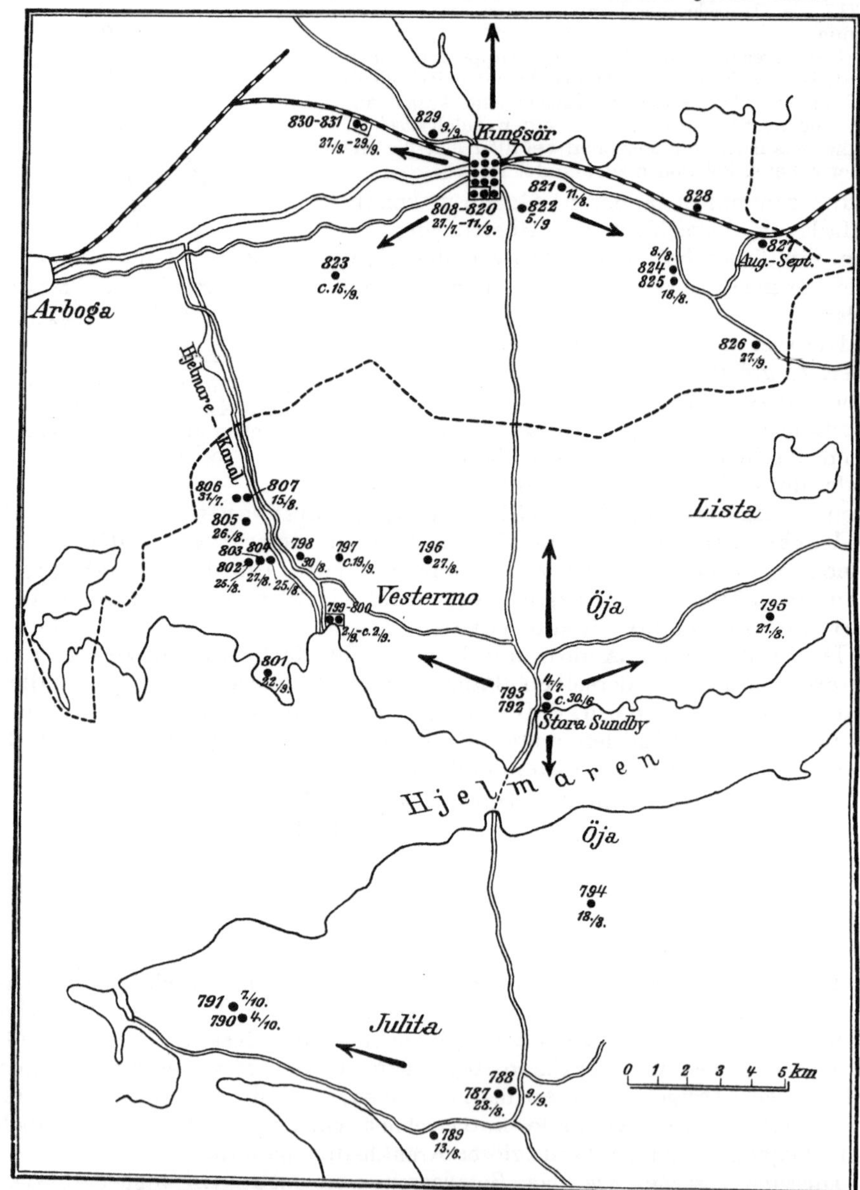

Abb. 12. **Herd mit radiärer Verbreitung.** Schweden 1905.

Als ein Beispiel der radiären Verbreitung möchte ich die Verhältnisse innerhalb des Herdes, der in Abb. 12 dargestellt ist, anführen. Hier trat die erste Erkrankung etwa am

30. Juni auf einem großen Gute, Stora Sundby, auf, das wegen seiner Naturschönheiten bekannt und ein beliebter Ausflugsort ist, der besonders stark am 23. und 24. Juni besucht wird, da an diesen Tagen überall in Schweden große Volksfeste gefeiert werden. Es ist sehr wahrscheinlich, daß bei dieser Gelegenheit die Krankheit von den im Westen angrenzenden Gegenden, wo sie schon in epidemischer Weise auftrat, eingeschleppt wurde. Aus dem Plan ersieht man nun, wie die Krankheit nach allen Richtungen hin sich verbreitet. Gegen Norden hin liegt der kleine Marktflecken Kungsör, wo 13 Fälle beobachtet wurden. Von hier aus verbreitete sich die Krankheit wieder nach verschiedenen Richtungen. Die erste Person, die in Kungsör erkrankte, war der Sohn des einzigen Arztes der Gegend, der auch die übrigen Fälle gepflegt hatte. Es liegt also hier zweifelsohne die Möglichkeit einer Einschleppung durch den betreffenden Arzt vor. Sämtliche auf dem Plan angegebenen Fälle waren mit Lähmung verbunden, eine direkte Kontaktinfektion wurde angeblich in keinem Falle beobachtet. Auf meine besondere Anfrage teilte mir aber der behandelnde Arzt mit, daß er außerdem eine ganze Reihe von Fällen beobachtet habe, bei denen die Symptome genau dieselben wie im Initialstadium der mit Lähmung Erkrankten gewesen seien; nur die Lähmungen seien eben ausgeblieben. Es handelte sich zweifellos um abortive Formen, und wahrscheinlich hätten sich die epidemiologischen Verhältnisse auch hier nach der Art einer kontagiösen Krankheit gestaltet, wenn man auf diese Formen und auf die Virusträger geachtet hatte. Dies wurde auch durch nachträgliche Ermittelungen z. T. bestätigt. Bei der S. 65 erwähnten Kranken, die an einer meningitischen Form der Erkrankung zugrunde ging, wurde, wie gesagt, wegen Verdacht auf eine Eklamps sie ein Partus praematurus eingeleitet. Die Frau erkrankte selbst am 19. August. Ihr Sohn war aber zwei Tage vorher von Fieber und starker Somnolenz befallen worden. Er soll keine Lähmungen gezeigt haben, doch war ein Jahr später das linke Bein schmäler als das rechte, und es besteht somit die Möglichkeit, daß eine Parese im akuten Stadium übersehen worden ist. Auch die Hebamme, welche die Frau gepflegt und bei der Entbindung am 21. August assistiert hatte, erkrankte am 24. August mit Kopfweh, Schmerzen im Rücken, Armen und Beinen, Brechneigung und starkem Fieber. Sie genas aber, ohne paralytische Erscheinungen dargeboten zu haben. Es ist höchst wahrscheinlich, daß die beiden letzterwähnten Fälle abortive Formen (ersterer vielleicht sogar ein übersehener Lähmungsfall) sind.

Eine nicht unwichtige Erscheinung, die stellenweise mit großer Deutlichkeit hervortrat, war, daß die Krankheit im großen und ganzen einen ziemlich intimen Zusammenhang mit den großen Verkehrswegen zeigte. Gerade in den Gegenden, wo die Fälle mehr zerstreut oder nur in kleineren Gruppen auftraten, war ihre Lokalisation an den großen Landstraßen und Eisenbahnen auffällig, und ein Vergleich mit den örtlichen Verhältnissen ergab, daß dies nur durch den lebhaften Verkehr und den dadurch bedingten häufigeren Kontakt zwischen den Personen erklärt werden konnte.

Es haben also die Befunde bei der schwedischen Epidemie 1905 über die Verbreitungsweise innerhalb der großen Herde, sowohl in ihren Einzelheiten, wo diese untersucht werden konnten, als auch überall in ihren Hauptzügen sich als vollständig analog denjenigen erwiesen, die bei einer Reihe anderer Infektionskrankheiten konstatiert werden können, wo die Übertragung von Person zu Person geschieht. Die akute Poliomyelitis ist somit unzweifelhaft zu den kontagiösen Krankheiten zu rechnen. Daß dieser Umstand bisher unerkannt geblieben war, erhält seine natürliche Erklärung teils dadurch, daß früher nur sehr kleine Epidemien, die zudem vom epidemiologischen Standpunkte äußerst mangelhaft untersucht wurden, bekannt waren, teils hauptsächlich dadurch, daß man die bisher übersehenen Abortivformen und die Möglichkeit einer Übertragung durch gesunde Virusträger unberücksichtigt gelassen hatte.

Nur in den seltensten Fällen war eine Infektion auch auf andere Weise und zwar durch Nahrungsmittel oder tote Gegenstände, wahrscheinlich. Ich werde diejenigen Fälle, die ich während der schwedischen Epidemie 1905 aufspüren konnte, hier anführen, zumal sie auch in der Literatur bisher vereinzelt dastehen.

In einer Gegend, wo im ganzen 10 Fälle in 6 Familien auftraten (in einer von diesen mit 3, in zwei mit 2 Fällen) erkrankte als erster am 6. Oktober der Sohn eines Meiereibesitzers. Am 20. Oktober erkrankte der Bruder des Patienten und am gleichen Tag vier andere Kinder in der Umgebung, die sämtlich die Milch aus der betreffenden Meierei bekamen. Die Wohnungen lagen entfernt voneinander (1—2 km). Mit Rücksicht auf das gleichzeitige Erkranken scheint es mir außerordentlich wahrscheinlich, daß es sich hier um eine Infektion durch die Milch handelt.

Auch die Übertragung durch tote Gegenstände scheint in Ausnahmefällen vorzukommen, was ich durch folgendes eigentümliche Beispiel erläutern möchte.

Eine erwachsene Person, die außerhalb Stockholms am 27. Juli erkrankt war und an einer Lähmung des einen Beines litt, wurde nach einiger Zeit nach Stockholm transportiert, wo sie sich zu Hause während ihrer Rekonvaleszenz mit Zeichnen und dergleichen beschäftigte. Eine ihrer Zeichnungen wurde Anfang September einem Zeichenbureau zur Übertragung zugeschickt. Am 25. September erkrankte nun die Person, die auf dem Bureau die genannte Arbeit ausführte, eine 34jährige Dame, an typischer akuter Poliomyelitis. Ich möchte hinzufügen, daß Stockholm eine Einwohnerzahl von über 300000 hat, daß aus der Stadt in dem betreffenden Jahr nur 11 Fälle von Heine-Medinscher Krankheit gemeldet wurden und daß eine andere Infektionsquelle nicht ausfindig gemacht werden konnte. Solche Fälle gehören nun allerdings zu den allergrößten Seltenheiten. Übrigens beeinträchtigen sie in keiner Weise die Lehre von der Kontagiosität der Heine-Medinschen Krankheit, da ja solche Fälle auch bei anderen übertragbaren Krankheiten vorkommen.

In den übrigen während der letzten Jahre aufgetretenen Epidemien sind nun die bei der schwedischen Epidemie erhobenen Befunde zum Teil bestätigt, zum Teil aber nicht; in letzterem Falle hat man aber auch keine andere Verbreitungsweise feststellen können. Ersteres ist meist der Fall, wenn die betreffenden Autoren selbst Nachforschungen anstellen konnten. Doch kommt auch Leegaard, der sich anscheinend auf eine Bearbeitung der ihm gelieferten Angaben aus der norwegischen Epidemie beschränkt, ebenfalls zu dem Schlusse, daß die Krankheit sich durch Übertragung von Person zu Person verbreitet, und daß diese Übertragung öfters durch gesunde Zwischenglieder als durch direkte Ansteckung erfolgt. Er gibt dafür eine ganze Reihe von Beispielen.

P. Krause beobachtete gelegentlich in Westfalen deutliche Gruppenerkrankungen, die z. B. hauptsächlich an gewisse Straßen gebunden waren. Auch konnte er in mehreren Fällen eine Übertragung der Krankheit durch gesund gebliebene Zwischenträger nachweisen. Dagegen kamen nach ihm weder infizierte Nahrungsmittel, wie Wasser und Milch usw., noch Insekten in Betracht.

Bei der Epidemie in Hessen-Nassau, die Ed. Müller auch in epidemiologischer Beziehung sehr eingehend untersucht hat, hat dieser Forscher ebenfalls die Überzeugung gewonnen, daß es sich bei der Heine-Medinschen Krankheit um ein kontagiöses Leiden handelt. Dabei wurde die Krankheit weniger durch nachweisbar infizierte Kinder als durch gesunde Zwischenglieder vermittelt. Müller teilt mehrere Beispiele mit, wo die Krankheit durch Personen von infizierten Gegenden nach anderen gebracht wurde, andererseits solche, in denen gesunde Personen vorübergehend infizierte Gegenden besuchten und das Virus bei der Rückkehr in ihrer Heimat verbreiteten. An vielen Ortschaften konnte der Nachweis eines Personenverkehrs zwischen den befallenen Häusern geführt werden. Bemerkenswert war, wie Müller besonders hervorhebt, daß der erste und oft auch einzige Fall von Poliomyelitis in einem zuvor freien Orte in der Regel nicht die seßhafte Bauernbevölkerung betraf, sondern Familien, in denen der Hausvater durch seinen Beruf einen lebhaften

Verkehr mit auswärtigen Personen hatte (z. B. Gastwirte, Kutscher, Schuhmacher, Landbriefträger usw.). Besonders fiel ihm, ebenso wie Eichelberg, in gewissen Gegenden die große Morbidität der Schuhmacherkinder auf, und Müller ist ebenso wie der vorhin genannte Autor der Meinung, daß wir mit der Möglichkeit rechnen müssen, daß die Krankheit durch infizierten erdigen Schmutz, den die Zwischenträger mit Gebrauchsgegenständen und vor allem mit Kleidungsstücken, wie Schuhe, verschleppen, übertragen werden kann. Müller fand weiter eine an manchen Stellen auffällige Gruppenbildung der Fälle. Überall konnte er den Zusammenhang der ersten Fälle mit Eisenbahnen und größeren Landstraßen beobachten, während jene Bezirke, die von den Verkehrsstraßen entfernt lagen, im allgemeinen verschont blieben. Was den epidemiologischen Befunden von Müller ein ganz besonderes Interesse gibt, ist, daß es sich um zwar stark gehäufte, aber im ganzen vereinzelte Fälle handelte. Es ist wohl höchst wahrscheinlich, daß hier bei einer weniger sorgfältigen Nachforschung die Verbreitungsweise in Dunkel gehüllt geblieben wäre.

Netter konnte in einer kleinen Gruppe von 7 Fällen, deren Wohnungen entfernt voneinander gelegen waren und zwischen denen sonst keine Kommunikation bestanden hatte, nachweisen, daß drei von den Kindern dieselbe Schule besuchten, was auch der Fall war mit einem Bruder bzw. einem Cousin von zwei der übrigen Erkrankten.

Bei der oberösterreichischen Epidemie 1908, über die Löcker berichtet hat, scheint es sich auch hauptsächlich um eine Kontaktepidemie gehandelt zu haben. Die größte Zahl der Fälle trat zwar in isolierten und meist abseits gelegenen Häusern auf. Indessen wurden auch hier größere und kleinere Herde bemerkbar und Löcker konnte nachweisen, daß an mehreren Stellen die Schule eine große Rolle bei der Verbreitung der Krankheit spielte. In einer Gegend besuchten sogar fast alle erkrankten Kinder die Volksschule. Bemerken möchte ich noch, daß die örtlichen Verhältnisse offenbar die größte Ähnlichkeit hatten mit denjenigen in mehreren Gegenden Schwedens, so daß auch hier eine Infektion durch Wasser oder Nahrungsmittel ausgeschlossen werden konnte. Lindner und Mally, welche dieselbe Epidemie wie Löcker unter Hinzufügung von weiteren Fällen im Detail beschrieben haben, kommen dabei ebenfalls zu dem Schlusse, daß die Verbreitung durch Kontaktinfektion erfolgt und geben dafür eine Reihe Belege.

Bei der Massachusetts-Epidemie 1908 konnte Emerson in einer Reihe von Fällen einen Kontakt unter den Ergriffenen feststellen. Dasselbe war der Fall mit Armstrong (St. Paul-Epidemie 1909) und Jones in Massachusetts 1909. Der letzterwähnte Autor, der über 86 Fälle berichtet, fand, daß die allermeisten mit den Verkehrswegen zusammenhingen. Außerdem erwähnt er, daß von 19 Fällen, die in Great Barrington innerhalb einer Zeit von 34 Tagen auftraten, 13 in Zusammenhang mit der Schule gebracht werden konnten, indem 5 die Schule besuchten, die übrigen aber Geschwister oder andere Verwandte waren, die mit den Erkrankten in nahem Kontakt standen.

Sehr interessante und mit den meinigen nahe übereinstimmende Befunde liefert Shidler (nach Holt zitiert), der über eine Epidemie in Nebraska von mehr als 200 Fällen berichtet. In 6 Familien wurden 2 Kinder befallen, in 5 kamen je 3 Fälle vor, in 3 je 4 und in 1 Familie 6 Fälle. Bemerkenswerte Beispiele von Übertragung werden geliefert. Der erste Fall in der Stadt York betraf ein Kind, das von der Krankheit befallen wurde gerade 9 Tage, nachdem die Mutter und ein Bruder von einem Besuch bei einer ergriffenen Familie, die in einer anderen Stadt wohnte, zurück waren. Nebenan wohnte eine Familie, deren 6 Kinder nachher sämtlich erkrankten. Zu der letzten Familie kam ein Kind, das 5 Tage später erkrankte. Ein von auswärts kommendes Kind kam zu der heimgesuchten Gegend, erkrankte und wurde nach seiner Heimat auf das Land gebracht. Später erkrankte hier seine Schwester. Einige Wochen später kam ein Kind von einer anderen Stadt, wo keine Fälle bekannt waren, zu der betreffenden Familie für eine Nacht auf Besuch und erkrankte 5 Tage später. Einen Monat nachher kam ein anderes Kind zu derselben Familie, wo es die Nacht zubrachte und wurde ebenfalls nach 5 Tagen von der Krankheit befallen. Shidler soll noch zahlreiche andere Beispiele der Übertragung mitgeteilt haben. —

Es gibt nun eine Reihe anderer Epidemien, wo zwar nicht die Kontagiosität nachgewiesen werden konnte, wo aber doch einige von den großen Zügen, die oben erwähnt wurden, vor allem die Gruppenbildung und die Anknüpfung an die großen Verkehrswege hervortraten.

Zu dieser gehört die von Zappert beschriebene Epidemie in Wien und Niederösterreich, die sich gleichzeitig mit der oben zitierten von Löcker abspielte. Es machte sich bei ersterer der Übelstand bemerkbar, daß die Krankheit eine stark bevölkerte, von Verkehrsstraßen reichlich durchsetzte Provinz betraf, so daß epidemiologische Untersuchungen sehr erschwert wurden. Indessen hat Zappert doch einige interessante Tatsachen feststellen können. So zeigten die 129 in Wien aufgetretenen Fälle eine sehr ungleichmäßige Verteilung, die nicht von der Dichtigkeit, bzw. der Armut der Bevölkerung abhing. Auch machte sich innerhalb der einzelnen Bezirke manchmal eine Häufung der Krankheitsfälle in bestimmten Vierteln und Häusergruppen bemerkbar. Dagegen konnte eine Beziehung der Fälle untereinander ebensowenig, wie ein Fortschreiten von einem Zentrum aus, konstatiert werden. Aus Niederösterreich hat Zappert während des genannten Jahres 137 Fälle gesammelt. Auch hier zeigte sich eine sehr ungleichmäßige Verteilung der Krankheit. Viel ausgesprochener und deutlicher als in Wien trat hier das herdweise Auftreten der Erkrankung in verschiedenen Gegenden hervor. Zappert hat also bei seinen Untersuchungen zwar keine sicheren Beweise für eine Kontagiosität des Leidens erbringen können, hält sich aber nicht für berechtigt, eine solche abzulehnen.

Von großem Interesse finde ich die Angaben von Zappert über das gegenseitige zeitliche Verhalten der Gruppen. Er fand nämlich, daß in Niederösterreich die Gruppe der Frühfälle jene Gegenden umfaßt, die südlich und westlich an Wien angrenzen, daß die Gruppe der Spätfälle dagegen an der Nordgrenze der Provinz zu finden war, während die Gruppe der September- und Oktoberfälle das Zentrum und einen Teil der südlichen Anteile Niederösterreichs bildete. Ich finde, daß Zappert hier eine sehr hübsche zeitliche Reihenfolge der Gruppen festgestellt hat. Der Autor behauptet indessen, daß es trotz dieser auf den ersten Blick überraschenden Verteilung der Fälle doch kein einheitliches Prinzip gebe, nach dem sich der Weg der Epidemie feststellen ließe. Er stützt sich dabei, soviel ich sehen kann, hauptsächlich darauf, daß an der Nordwestgrenze Frühfälle auftraten, sowie daß Spätfälle sich in den südwestlichen Teilen der Provinz zeigten. Ich finde aber, daß man solchen Fällen, die sozusagen außerhalb der Epidemie fallen, keine so große Bedeutung zulegen kann, wie Zappert dies tut. Erstens lagen diese Fälle an der Grenze von Böhmen bzw. Ungarn, von welchen Ländern nur mangelhafte Angaben über die Poliomyelitis vorliegen. Sie könnten eventuell mit hier aufgetretenen Fällen zusammenhängen. Zweitens verbreitet sich doch eine Epidemie besonders in stärker bevölkerten Gegenden mit regem Verkehr nicht wie ein fließender Strom, der immer nur die näheren Gegenden berührt, ehe er die entfernteren erreicht. Bei einer Epidemie müssen wir auf Sprünge gefaßt sein.

Wenn ich Obiges in Betracht ziehe, wäre ich geneigt, der Verteilung der Fälle und der zeitlichen Reihenfolge der Gruppen eine größere Bedeutung beizulegen, als Zappert dies selbst will.

Ähnliche Erhebungen wie der soeben erwähnte Autor machte Lovett während der Massachusetts-Epidemie 1908. Er fand dabei, daß eine deutliche Gruppenbildung sich bemerkbar machte, die zudem an die Bahnlinien geknüpft war, und daß überhaupt die Verbreitung dem größten Verkehr folgte. Unter den 234 Fällen, die die Epidemie umfaßte, fand Lovett 11mal Geschwistererkrankungen, 9mal Fälle in demselben Hause und 20mal Fälle in der Bekanntschaft des Ergriffenen, so daß er die nachgewiesene Möglichkeit der Übertragung auf 17 Proz. schätzt. Andererseits scheint Lovett geneigt zu sein, anzunehmen, daß das Virus sich in der Milch finden kann, ohne daß er dafür einen stichhaltigen Beweis anführt. Daß eine Übertragung durch Milch oder Nahrungsmittel überhaupt für die Fälle ausgeschlossen werden kann, dafür scheint mir außer meinen eigenen Erfahrungen auch der Umstand zu sprechen, daß gelegentlich eine verhältnismäßig große Morbidität unter den Brustkindern (z. B. New Yorker Epidemie 1907) zu beobachten war.

Den erwähnten Epidemien stehen andere gegenüber, die keine positiven Ergebnisse in epidemiologischer Beziehung ergaben. Dies ist der Fall mit der New Yorker Epidemie 1907, der Epidemie in Steyermark 1909 (Fürntratt) und der von Peiper mitgeteilten aus Pommern. Es konnte aber bei diesen auch keine andere Verbreitungsweise festgestellt werden. Fürntratt gibt indessen an, daß er im Anfange der Epidemie meine Befunde bestätigen konnte, während dies in der Folgezeit nur mit großen Einschränkungen der Fall war. Bei der Peiperschen Epidemie scheint sich wenigstens eine Gruppenbildung geltend gemacht zu haben, während eine Übertragung weder direkt noch durch Zwischenpersonen nachgewiesen werden konnte.

Gegen die Annahme, daß die Heine-Medinsche Krankheit kontagiös sein soll, wird angeführt, daß sie meist nur in sporadischen Fällen auftritt, daß auch während Epidemien in einer Familie meist nur ein Mitglied affiziert wird, selbst wenn reichliche Gelegenheit zu Infektion sich findet, und daß Krankenhausinfektionen nicht beobachtet sind. Dies sind die hauptsächlichsten Einwände. Wie wenig stichhaltig sie sind, kann ich wohl am besten durch einen Vergleich mit der Cerebrospinalmeningitis zeigen. Die Zeit liegt nicht so lange zurück, wo gerade dieselben Argumente gegen die Kontagiosität dieser Krankheit angeführt wurden. Man sah auch hier bei Epidemien meist nur eine Person in jeder Familie erkranken, ein krankes Kind in demselben Bette wie ein anderes liegen, ohne daß dies angesteckt wurde, keine Krankenhausinfektion. Nun zweifelt wohl aber kein Mensch mehr daran, daß die Cerebrospinalmeningitis eine kontagiöse Krankheit ist, seitdem man die Kokkenträger nachgewiesen hat und unter Heranziehen derselben Kontaktketten aufstellen konnte. Ganz genau dasselbe finden wir bei der Heine-Medinschen Krankheit. Die Cerebrospinalmeningitis und die Heine-Medinsche Krankheit unterscheiden sich in ihrer Verbreitungsweise prinzipiell nicht von anderen kontagiösen Erkrankungen, der Unterschied besteht nur darin,

diesem Mittel Gebrauch zu machen. Zu demselben Zwecke empfehlen Levaditi und Landsteiner eine 1proz. Menthollösung oder ein Pulver folgender Zusammensetzung: Menthol g. 0,2, Salol g. 5, Acid. boric. g. 20. Es mag bei dieser Gelegenheit daran erinnert werden, daß bei der Heine-Medinschen ebenso wie bei anderen Krankheiten, wo die Keime durch die Nasenschleimhaut ausgeschieden werden, eine ganz besondere Aufmerksamkeit der Desinfektion von Taschentüchern zu widmen ist.

Für die Wohnungsinfektion genügt nach Römer die übliche mit Formalin. —

Es soll schließlich erwähnt werden, daß man bei den experimentellen Untersuchungen auch sein Augenmerk auf das Erreichen einer präventiven Impfung gerichtet hat. Zur Grundlage für die betreffenden Versuche dienten die oben S. 10 erwähnten Erfahrungen über die Immunitätsvorgänge. Es ist auch in der Tat mehreren Forschern durch verschiedene Verfahren gelungen, die Affen gegen das Poliomyelitisvirus unempfindlich zu machen. Landsteiner und Levaditi konnten durch subcutane Injektion von nach der Pasteurschen Lyssamethode getrocknetem Rückenmarke einen präventiven Schutz gegen die nachfolgende Injektion erzeugen. Dasselbe erreichten sie mit subkutaner Injektion einer Mischung von Virus und Serum von einem Schafe, das vorher mit virulenten Emulsionen behandelt worden war. Auch Römer und Joseph konnten mit einer Virus-Serummischung eine Resistenz gegen die nachfolgende Impfung mit vollvirulentem Materiale herbeiführen. Römer hat auch mit auf 45—50° C. erhitztem Virus Erfolge gehabt. Kraus erreichte eine präventive Impfung mit subcutaner Injektion eines mit 0,5% Karbolsäure versetzten Virus.

Ob diese theoretisch sehr interessanten Versuche auch für die Praxis Wert haben werden, läßt sich noch nicht sicher entscheiden. Die nach Muster des Pasteurschen Lyssamethode vorgenommene Impfung scheint außerdem nicht ungefährlich zu sein, da durch dieselbe gelegentlich Lähmungen hervorgerufen worden.

Therapie. Da wir bis jetzt wenigstens nicht über eine spezifische Therapie verfügen, muß notwendigerweise unsere Behandlung im akuten Stadium eine rein symptomatische sein. In erster Linie ist wegen der meist bestehenden Schmerzhaftigkeit für größtmögliche Ruhe und gute Lagerung des Kranken zu sorgen. Man hat sogar zu diesem Zwecke ein Gipskorsett (Hohmann) oder ein Gipsbett (Machol) vorgeschlagen. In Übereinstimmung mit Ed. Müller möchte ich diese chirurgisch-therapeutischen Maßnahmen in dem Frühstadium als überflüssig ansehen, da doch die starken Reizerscheinungen in den allermeisten Fällen bald schwinden und viel bequemer ohne sichtbaren Schaden für die Kranken mit internen Mitteln bekämpft werden können.

Von internen Mitteln wurden am meisten Natr. salicyl., Antipyrin, Aspirin, Phenacetin und ähnliche Präparate verwendet. In einigen Fällen glaubt man davon eine Wirkung zu sehen, in anderen sind sie erfolglos. Wegen der Schmerzen ist man gelegentlich gezwungen, auf Morphium zurückzugreifen. Allen Starr empfiehlt, um eventuell eine lokale antiseptische Wirkung zu erreichen, den Gebrauch von Urotropin, bei dessen Anwendung Formaldehyd in der Cerebrospinalflüssigkeit auftreten soll.

Viele empfehlen eine diaphoretische Behandlung. In Übereinstimmung mit Oppenheim muß man unbedingt raten, daß das Schwitzen nicht durch

Bäder, die einen Transport des Kranken nötig machen, sondern durch Einpackungen, heiße Getränke und dgl. hervorgerufen wird.

Gegen anderweitige Symptome, z. B. Harnverhaltung, Verstopfung, Diarrhöe, muß gelegentlich mit den gewöhnlichen Mitteln eingeschritten werden.

Petrén und Ed. Müller haben die Lumbalpunktion zu therapeutischen Zwecken benutzt. Der letztere Autor empfiehlt dieselbe zur Druckentlastung bei rasch fortschreitenden Lähmungen. Besonders ist wohl der Eingriff bei der meningitischen Form der Krankheit indiziert.

Während des Reparationsstadiums tritt die physikalische Therapie in den Vordergrund. Derselben vorauseilend und später entsprechend ihrem Verlaufe muß aber eine ganz besondere Berücksichtigung solchen Maßnahmen geschenkt werden, die geeignet sind, die Entstehung von Contracturen zu verhüten. Damit wird am besten frühzeitig begonnen. Man muß zusehen, daß die Bettdecke nicht auf die Füße des Gelähmten drückt, es müssen durch Schienenverbände die Gelenke in Mittelstellung gehalten werden usw. Ohne jeden Zweifel wird in der genannten Beziehung viel von den Internisten gesündigt und die Aufgabe der Orthopäden erheblich erschwert.

Neben diesen prophylaktischen Maßnahmen muß jetzt eine physikalische Behandlung in Tätigkeit treten, und zwar Bäder, Massage, passive und aktive Bewegungen, elektrische Behandlung.

Eine wichtige Frage ist selbstverständlich die: Wann soll diese Behandlung anfangen? Dies kann in den meisten Fällen schon gegen Ende der zweiten oder Anfang der dritten Woche ohne Schaden geschehen. Zu der Zeit sind die Resorptions- und Reparationserscheinungen im Rückenmarke in vollem Gange, und weitere Zerstörungen scheinen mir kaum zu befürchten sein.

Bäder haben hier wohl als Hauptzweck die Hebung des Allgemeinzustandes; es kommen namentlich gewöhnliche indifferente warme Bäder in Betracht, eventuell Solbäder, Moorbäder, Stahlbäder. Als das wirksamste Mittel, den Ernährungszustand der Muskeln zu heben, muß die Massage betrachtet werden. Daneben muß eine früher wohl kaum genügend gewürdigte Wirkung den passiven und aktiven Bewegungen zugeschrieben werden. Die passiven Bewegungen haben den Zweck, nicht nur die Zirkulationsverhältnisse der Muskeln zu verbessern, sondern haben auch die sehr wichtige Aufgabe, das Auftreten der Contracturen zu verhindern und unterstützen in letzterer Beziehung in wirksamster Weise die anderen Maßnahmen, die dasselbe Ziel haben.

Die aktiven Bewegungen müssen sich nach dem Grade der Lähmung richten. Ist nur eine Parese vorhanden, so kann bald mit Widerstandsbewegungen begonnen werden. Dabei ist der manuelle Widerstand anfangs entschieden zu empfehlen, da derselbe sehr viel feiner dem Kräftezustand der Muskeln entsprechend dosiert werden kann. Später geht man zu Übungsapparaten über. Ist die Lähmung aber eine sehr starke und anscheinend komplette, so gestaltet sich die gymnastische Behandlung viel schwieriger. In diesen Fällen haben die kinetotherapeutischen Bäder Dienste geleistet. Dasselbe ist der Fall mit der bahnenden Therapie. Man unterwirft den Kranken passiven Bewegungen, die von den betreffenden Muskeln normalerweise ausgeführt werden sollten, und befiehlt ihm gleichzeitig die Bewegung auszuführen. Tatsächlich hat man unter einer solchen Behandlung allmählich Contractionen in anfangs anscheinend seit Jahren vollständig gelähmten und contractionslosen Muskeln auftreten sehen (Rancken). Das mahnt uns entschieden, schon von vornherein von einer rationellen physikalischen Therapie ausgedehnten und anhaltenden Gebrauch zu machen. Wenn wir in gar vielen Fällen nicht eine Heilung herbeiführen können, so können wir wenigstens behilflich sein, die funktionellen Resultate der nachfolgenden orthopädischen Behandlung zu verbessern. Es muß aber mit Nachdruck hervorgehoben werden, daß die manuelle Behandlung von sachverständiger Hand ausgeführt werden muß.

Seit langem ist die elektrische Behandlung empfohlen worden, und zwar sowohl in Form von Elektrisieren des Rückenmarkes, wie von elektrischer Behandlung der Muskeln. Ob man dabei etwas Wesentliches erreicht, erscheint mir zweifelhaft. Jedenfalls kann sich dieses Verfahren an Wirksamkeit gewiß nicht mit den soeben erwähnten Behandlungsmethoden messen. Dazu kommt noch, daß das Elektrisieren für die Kinder ein oft sehr großes Unbehagen verursacht, und es kann stark in Frage gestellt werden, ob nicht der psychische Schaden, den die Kinder dabei leiden, den eventuellen Nutzen weit überkompensiert. Das Elektrisieren, wenn es zur Anwendung kommt, wird nach den im allgemeinen Teil dieses Handbuches angeführten Prinzipien vorgenommen. Wenn die Muskeln nicht auf faradische Elektrizität reagieren, kommt natürlich nur der konstante Strom in Betracht.

Wie lange man mit der mechanischen, eventuell mit der elektrischen Behandlung fortfahren soll, ist nicht so leicht zu sagen. Von diesen Methoden hat man wohl nichts Wesentliches mehr zu hoffen, wenn man in einigen Monaten keine merkbaren Fortschritte mehr sieht. Dies wird meist gegen das Ende des ersten Jahres der Fall sein, in vielen Fällen auch schon früher, während andererseits einige Untersucher (z. B. Risien Russel, Petrén) auch nach diesem Zeitpunkte Besserungen beobachtet haben. Es tritt dann die orthopädische Chirurgie in ihre Rechte. Es kann wohl ganz im allgemeinen gesagt werden, daß es besser ist, den Chirurgen zu früh als zu spät heranzuziehen. Durch eine zweckmäßige Operation kann die Kraft paretischer Muskeln besser und schneller hergestellt werden, weil sie durch das Eingreifen unter günstigere Funktionsbedingungen gestellt werden.

Da die hierbei in Frage kommenden Behandlungsmethoden (Redressement, Arthrodese, plastische Sehnenoperationen, Sehnentransplantationen, Nervenplastik usw., ebenso wie Bandagenbehandlung) gänzlich in das Gebiet der orthopädischen Chirurgie und mechanischen Orthopädie fallen, verweise ich auf die Spezialliteratur.

Literatur.

Achard und **Grenet**, Paralysie infantile et lymphocytose arachnoïdienne. Rev. neurol. 1903.

Achard und **Lévi**, Radiographie des os dans paralysie infantile. Nouv. iconogr. de la Salp. 1897.

Alessandrini, P., Les atrophies musculaires tardives consécutives à la paralysie spinale infantile. Nouv. iconogr. de la Salp. 1909.

Andersson, C. A., Report of an epidemic of two hundred and seventy-nine cases of acute poliomyelitis. Pediatrics. 1910.

André, in Verhandl. d. med. Kongr. in Bordeaux 1895.

Armstrong, J. M., A small epidemic of seventeen cases of poliomyelitis. Pediatrics. 1910.

Auerbach, S., Über gehäuftes Auftreten und über die Ätiologie der Poliomyelitis anterior acuta infantum. Jahrb. f. Kinderheilk. 1899.

Babinski und **Nageotte,** Contribution à l'étude du cytodiagnostic du liquide cephalorachidien dans les affections nerveuses. Bull. et mém. Soc. méd. des hôpit. 1901.

Ballet und **Dutil,** De quelques accidents spinaux déterminés par la présence dans la moelle d'un ancien foyer de myélite infantile. Rev. de méd. 1884.

Barnes, St. und **Miller, J.,** A case of acute poliomyelitis. Brain 1907.

Batten, F. E., The pathology of infantile paralysis (acute anterior poliomyelitis). Brain 1904.

Baumann, Beiträge zur Kasuistik der Poliomyelitis anterior acuta. Monatsschr. f. Psych. u. Neurol. 1905.

Beneke, Über Poliomyelitis açuta. Münchner med. Wochenschr. 1910.

Beyer, in Neurol. Centralbl. 1895.

Bézy, P., Un cas d'encéphalite aiguë et deux cas de poliomyélite antérieure aiguë chez les enfants. Arch. méd. de Toulouse. 1907.

Bickel, O., Ein Fall von akuter Poliomyelitis beim Erwachsenen unter dem Bilde der aufsteigenden Paralyse. Diss. Bonn 1898.

Bing, R., Beitrag zur Kenntnis der endogenen Rückenmarksfasern beim Menschen. Arch. f. Psychiatrie 1905.

Bramwell, B., Analysis of 76 cases of poliomyelitis anterior acuta. Clinical Studies. 6. 1908.

Briegleb, E., Über die Frage der infektiösen Natur der akuten Poliomyelitis. Inaug.-Diss. Jena 1890.

Bonhoff, H., Zur Ätiologie der Heine-Medinschen Krankheit. Deutsche med. Wochenschr. 1910.

Brorström, Akute Kinderlähmung und Influenza. Leipzig 1910.

Buccelli, Paralisi spinale e cerebrale infantile a forma epidemica. Policlinico. 1897.

Bülow-Hansen und **Harbitz,** Beitrag zur Lehre der akuten Poliomyelitis. Zieglers Beitr. z. Path. u. path. Anat. 1899.

Buzzard, Th., A clinical lecture on cases illustrating the infective origine of infantile paralysis. Lancet 1898.

Buzzard, Certain acute infective or toxic conditions of the nervous system. Lancet 1907.

Cadwalader, W. B., Acute anterior poliomyelitis. Contributions from the departement of Neurology and the Laboratory of Neuropathology (University of Pennsylvania). 1908.

Calabrese, A., Contributo allo studio della paralisi infantile. Riforma med. 1903.

Camus und **Sézary,** Poliomyélite antérieure aiguë de l'adolescence à topographie radiculaire. Rev. neurol. 1907.

Carles, Sur quelques cas de scoliose liée à l'existence de la paralysie infantile. Revue d'orthop. 1909.

Carles, Sur quelques cas de paralysie des muscles de la paroi abdominale au cours de la poliomyélite antérieure aiguë. Gaz. hebd. des Sc. méd. de Bordeaux. 1908.

Cassirer, R., Fall von abgelaufener Poliomyelitis und Muskelatrophie. Neurol. Centralbl. 1898.

Caverley, History of an epidemic of acute disease of imusual type. Med. Rec. 1894.

Cestan, Tremblement héréditaire et atrophie musculaire tardive chez un malade porteur d'un foyer ancien de paralysie infantile. Progrès méd. 1899.

Cestan et **Huet,** Contribution clinique à l'étude de la topographie des atrophies musculaires myélopatique. Nouv. iconogr. de la Salp. 1902.

Cestano-Savini und **Savini,** Zur Kenntnis der pathologischen Anatomie und der Pathogenese eines unter dem Bilde der aufsteigenden Landryschen Paralyse verlaufenden Falles von Poliomyelitis acuta beim Kinde. Arch. f. Psychiatrie 1909.

Chapin, Epidemic paralysis in children. Journ. of Amer. Med. Assoc. 1900.

Charcot und **Joffroy,** Cas de paralysie infantile spinale avec lésions des cornes antérieures de la substance grise. Arch. de physiol. norm. et pathol. 1870.

Charcot, Leçons sur les maladies du système nerveux. Paris 1877.

Cordier, S., Relation d'une épidémie de paralysie atrophique de l'enfance. Lyon méd. 1888.

Cornil, V., Paralysie infantile. Compt. rend. Soc. biol. à Paris. 1863.

Coulter, F. E., Additional observations on acute poliomyelitis. Pediatrics. 1910.

Crouzon, O., Return of paraplegia in a case of old infantile paralysis. Rev. of Neurol. and Psychiat. 1907.

Cruchet, R., Sur un cas de paralysie infantile à forme monoplégique brachiale. Arch. gén. de méd. 1905.

Cruchet, R., Étude critique sur les rapports de la méningite cérébrospinale et de la paralysie infantile. Journ. méd. franc. 1910.

Dauber, Zur Lehre von der Poliomyelitis anterior acuta. Deutsche Zeitschr. f. Nervenheilk. 1893.

Dejerine, Sémiologie du système nerveux. In Traité de la pathologie générale. 5. Herausgeg. von Bouchard. Paris 1901.

Dejerine und **Huet,** Contribution à l'étude de la paralysie atrophique de l'enfance à forme hémiplégique. Arch. de physiol. norm. et pathol. 1888.

Duchenne (de Boulogne), De l'éléctrisation localisée. Paris 1855.

Duchenne fils, De la paralysie atrophique graisseuse de l'enfance. Arch. gén. de méd. 1864.

Dupré und **Huet,** Paralysie spinale infantile localisée aux muscles du groupe radiculaire supérieure de plexus brachial. Rev. neurol. 1902.

Duquennoy, P., Sur une forme à début douloureux de la paralysie infantile. Thèse de Paris. 1898.

Edwards, F., Contribution à l'étude de la paralysie spinale aiguë de l'adulte et de sa nature. Thèse de Paris. 1898.

Eichelberg, F., Über spinale Kinderlähmung. Deutsche med. Wochenschr. 1910.

Eisenlohr, C., Über akute Bulbär- und Ponsaffektionen. Arch. f. Psychiatrie 1879.

Eisenlohr, C., Pathologie und pathologische Anatomie der spinalen Kinderlähmung. Deutsch. Arch. f. klin. Med. 1880.

Emerson, s. Lovett.

Erb, W., Über akute Spinallähmung (Poliomyelitis anterior acuta) bei Erwachsenen und über verwandte spinale Erkrankungen. Arch. f. Psychiatrie 1875.

Erb, W., Poliomyelitis acuta superior. Deutsche med. Wochenschr. 1906.

Flexner, S. und **Lewis, P. A.,** The transmission of acute poliomyelitis to Monkeys. Journ. of Amer. Med. Assoc. 1909.

Flexner, S. und **Lewis, P. A.,** The transmission of epidemic poliomyelitis to Monkeys. A further note. Journ. of Amer. Med. Assoc. 1909.

Flexner, S. und **Lewis, P. A.,** The nature of the virus of epidemic poliomyelitis. Journ. of Amer. Med. Assoc. 1909.

Flexner, S. und **Lewis, P. A.,** Epidemic poliomyelitis in Monkeys. Fourth note. Journ. of Amer. Med. Assoc. 1910.

Flexner, S. und **Lewis, P. A.,** Epidemic poliomyelitis in Monkeys. Fifth note. Journ. of Amer. Med. Assoc. 1910.

Flexner, S. und **Lewis, P. A.,** Experimental epidemic poliomyelitis in Monkeys. Journ. of Amer. Med. Assoc. 1910.

Flexner, S. und **Lewis, P. A.,** Experimental epidemic poliomyelitis in Monkeys. Seventh note. Journ. of Amer. Med. Assoc. 1910.

Flexner, S. und **Lewis, P. A.,** Experimental epidemic poliomyelitis in Monkeys. Journ. of Exper. Med. 1910.

Foerster, Otfried, Ein Fall von Poliomyelitis im obersten Halsmark. Allg. med. Zentralztg. 1902.

Foerster, Otfried, Zur Symptomatologie der Poliomyelitis anterior acuta. Berliner klin. Wochenschr. 1909.

Forßner und **Sjövall,** Über die Poliomyelitis acuta samt einem Beitrag zur Neuronophagienfrage. Zeitschr. f. klin. Med. 1907. Festschrift für S. E. Henschen.

Fürntratt, K., Über Poliomyelitisepidemien mit besonderer Berücksichtigung der diesjährigen Epidemie in Steiermark. Das österr. Sanitätswesen. 1909.

Van Gehuchten, A., Cas de poliomyélite antérieure aiguë de l'adulte. Névraxe. 1904.

Geirsvold, Epidemisk poliomyelit. Norsk. Magaz. f. Laegevid. 1905.

Goldscheider, A., Über Poliomyelitis. Zeitschr. f. klin. Med. **23.** 1893. Mit Anhang von Kohnstamm.

Gowers, W. R., Handbuch der Nervenkrankheiten. Bonn 1892.

Grober, J., Zu der rheinisch-westfälischen Epidemie von spinaler Kinderlähmung. Med. Klin. 1909.

Grober, J., Die akute epidemische Kinderlähmung. Fortschritte d. deutsch. Klin. 1910.

Guinon und **Paris,** Paralysie infantile avec réaction méningée. Bull. et mém. Soc. méd. des hôpit. 1903.

Harbitz, Fr. und **Scheel, O.**, Pathologisch-anatomische Untersuchungen über akute Poliomyelitis und verwandte Krankheiten von den Epidemien in Norwegen 1903 bis 1906. Vidensk.-Selsk. Skr. Christiania 1907.

v. Heine, J., Beobachtungen über Lähmungszustände der unteren Extremitäten und deren Behandlung. Stuttgart 1840. II. Aufl.: Spinale Kinderlähmung. Ibidem 1860.

Hlava, Poliomyelitis anterior acuta partialiter haemorrhagia. Sbornik lékarsky. 1891.

Higier, H., Zur Klinik der Schweißanomalien bei Poliomyelitis anterior (spinale Kinderlähmung) und posterior (Herpes zoster). Deutsche Zeitschr. f. Nervenheilk. 1901.

Hoche, Experimentelle Beiträge zur Pathologie des Rückenmarks. Arch. f. Psychiatrie. 1899.

Hochhaus, Über Poliomyelitis acuta. Münchner med. Wochenschr. 1909.

Hoffmann, Aug., Cerebrale und spinale Kinderlähmung bei Geschwistern. Münchner med. Wochenschr. 1904.

Hoffmann, J., Zur Kenntnis der syphilitischen akuten und chronischen atrophischen Spinallähmung (Poliomyelitis anterior acuta et chronica syphilitica). Neurol. Centralbl. 1909.

Hoffmann, J., Über eine Epidemie von Poliomyelitis anterior acuta in der Umgebung Heidelbergs im Sommer und Herbst 1908 und bemerkenswerte Beobachtungen aus früheren Jahren. Deutsche Zeitschr. f. Nervenheilk. 1909.

Holt, L. Emmet, Some clinical features of epidemic poliomyelitis. Archives of Pediatrics 1910.

Hohmann, G., Zur Behandlung des Frühstadiums der Poliomyelitis anterior acuta. Münchner med. Wochenschr. 1909.

Huet, E., Un cas de paralysie spinale infantile avec participation du nerf recurrent. Rev. neurol. 1900.

Ibrahim, J., und **Hermann, O.**, Über Bauchmuskellähmung bei Poliomyelitis anterior acuta im Kindesalter. Deutsche Zeitschr. f. Nervenheilk. 1905.

Immermann, Über Poliomyelitis anterior acuta und Landrysche Paralyse. Neurol. Zentralbl. 1885.

Jagič, N., Zur Kenntnis der akuten Poliomyelitis der Erwachsenen. Wiener med. Wochenschr. 1899.

Johannessen, Axel, Bemerkungen über Poliomyelitis anterior acuta. Festschr. f. A. Jacobi. New York 1900.

Jones, L. A., Infantile Paralysis as observed in health district No. 15 during 1909. Monthly Bulletin of the Massachusetts State Board of Health. 1910.

Kadyi, H., Über die Blutgefäße des menschlichen Rückenmarks. Lemberg 1889.

v. Kahlden, C., Über Entzündung und Atrophie der Vorderhörner des Rückenmarks. Zieglers Beitr. z. Path. u. path. Anat. 1893.

Kalischer, Über Teleangiektasien mit unilateraler Hypertrophie und über Knochenverlängerung bei spinaler Kinderlähmung. Monatsschr. f. Psych. u. Neurol. 1899.

Kawka, V., Beiträge zur pathologischen Anatomie der spinalen Kinderlähmung. Diss. 1889.

Knoepfelmacher, W., Experimentelle Übertragung der Poliomyelitis anterior acuta auf Affen. Med. Klin. 1909.

Kraus, R., Über das Virus der Poliomyelitis acuta, zugleich ein Beitrag zur Frage der Schutzimpfung. Wiener klin. Wochenschr. 1910.

Krause, P., Zur Kenntnis der westfälischen Epidemie von akuter Kinderlähmung. Deutsche med. Wochenschr. 1909.

Krause, P., Kurze Mitteilung über die rheinisch-westfälische Epidemie von akuter Kinderlähmung. Verh. d. deutsch. Kongr. f. inn. Med. 1910.

Krause und **Meinicke,** Zur Ätiologie der akuten epidemischen Kinderlähmung. Deutsche med. Wochenschr. 1909.

Krause, P. und **Meinicke, E.,** Zur Ätiologie der akuten epidemischen Kinderlähmung. II. Mitteil. Deutsche med. Wochenschr. 1910.

Laborde, J. V., De la paralysie (dite essentielle) de l'enfance. Paris 1864.

Lamy, Sur un cas d'encéphalite corticale et de poliomyélite antérieure associées. Rev. neurol. 1894.

Landsteiner und **Levaditi,** La transmission de la paralysie infantile aux singes. Compt. rend. Soc. biol. à Paris. 1909.

Landsteiner und **Levaditi,** La paralysie infantile expérimentale. Compt. rend. Soc. biol. à Paris. 1909.

Landsteiner und **Popper,** Übertragung der Poliomyelitis acuta auf Affen. Zeitschr. f. Immunitätsforsch. u. experim. Therapie 1909.

Landsteiner und **Prasek,** Übertragung der Polyomyelitis acuta auf Affen. II. Mitteil. Zeitschr. f. Immunitätsforsch. u. experim. Therapie. 4. 1910.

Leegaard, Chr., Beretning om en Epidemi af Poliomyelitis anterior acuta i Bratsberg Amt Aar 1899. Norsk. Mag. f. Laegev. 1901.

Leegaard, Chr., Kliniske og epidemiologiske Undersögelser over den akute Poliomyelit i Norge. Vidensk.-Selsk. Skr., Christiania 1909.

Leiner, K. und **v. Wiesner, R.,** Experimentelle Untersuchungen über Poliomyelitis acuta anterior. I—IV. Wiener klin. Wochenschr. 1909—1910.

Leiner, K. und **v. Wiesner, R.,** Über epidemische Poliomyelitis. Verhandl. d. deutsch. path. Gesellsch. Erlangen, April 1910.

Leiner, K. und **v. Wiesner, R.,** Experimentelle Untersuchungen über Poliomyelitis acuta in Verhandl. d. 82. Versamml. d. Gesellsch. deutsch. Naturforscher und Ärzte in Königsberg 1910.

Lentz und **Huntemüller,** Über akute epidemische Kinderlähmung. Centralbl. f. Bakteriol. 1910.

Léri und **Wilson,** Un cas de poliomyélite antérieure aiguë de l'adulte, avec lésions en foyers. Nouv. iconogr. de la Salp. 1904.

Levaditi, C., und **Landsteiner, K.,** Recherches sur la paralysie infantile expérimentale. Compt. rend. Soc. biol. à Paris. 1909.

Levaditi und **Landsteiner,** La poliomyélite expérimentale. Compt. rend. Soc. biol. à Paris. 1910.

Levaditi und **Landsteiner,** Étude expérimentale de la poliomyélite aiguë. Compt. rend. Soc. biol. à Paris. 1910.

Leyden, E., Beiträge zur pathologischen Anatomie der atrophischen Lähmung der Kinder und der Erwachsenen. Arch. f. Psychiatrie. 1876.

Leyden, E., Über Poliomyelitis und Neuritis. Zeitschr. f. klin. Med. 1880.

Lindner und **Mally,** Zur Poliomyelitisepidemie in Oberösterreich 1908. Deutsche Zeitschr. f. Nervenheilk. 1910.

Löcker, J., Die Poliomyelitisepidemie im oberösterreichischen Landbezirke Steyr. Das österr. Sanitätswesen. 1909.

Lövegren, Elis, Zur Kenntnis der Poliomyelitis anterior acuta und subacuta s. chronica. Jahrb. f. Kinderheilk. 1904.

Lovett, R. W., The occurrence of infantile paralysis in Massachusetts in 1907. Boston med. and surg. Journal 1908.

Lovett, R. W. and **Lucas, W. P.,** A study of six hundred an thirty-five cases of infantile paralysis. Journ. of Amer. Med. Assoc. 1908.

Lovett, R. W. and **Emerson, H. C.,** The occurrence of infantile paralysis in Massachussetts in 1908. Monthly Bull. of the Massachussetts State Board of Health. 1909.

Machol, Die chirurgisch-orthopädische Behandlung der spinalen Kinderlähmung. Münchner med. Wochenschr. 1910.

Mackenzie, Epidemic poliomyelitis, with the report of ten cases. Med. Rec. 1902.

Macphail, A preliminary note on an epidemic of paralysis in children. Brit. Med. Journ. 1894.

Marburg, Otto, Zur Pathologie der Poliomyelitis acuta. Wiener klin. Rundschau. 1909.

Marchand, Über einen Fall von akuter Poliomyelitis bei einem Erwachsenen. Münchner med. Wochenschr. 1910.

Marie, Pierre, Hémiplégie cérébrale infantile et maladies infectieuses. Progr. méd. 1885.

Marie, Pierre, Leçons sur la maladie de la moelle. Paris 1892.

Marie, Pierre, La paraplégie cérébrale infantile. Bull. méd. 1902.

Marie, Pierre, Sur la coincidence, chez un même malade de la paraplégie cérébrale infantile et de la paralysie spinale infantile. Bull. et mém. Soc. med. des hôpit. 1902.

Marinesco, G., Nature et traitement de la myélite aigue. Nouv. Icon. de la Salp. 1900.

Marie, Pierre, Sur la scoliose tardive dans la paralysie spinale infantile. Internat. Beitr. z. inn. Med., Festschrift f. Leyden. Berlin 1902.

Matthes, Sektionsbefund bei einer frischen spinalen Kinderlähmung. Deutsche Zeitschr. f. Nervenheilk. 1898.

Medin, O., Über eine Epidemie von spinaler Kinderlähmung. Verhandl. d. X. Internat. Kongr. Berlin 1890.

Medin, O., Om den infantila paralysien, med särskild hänsyn till dess akuta stadium. Nord. Med. Ark. 1896.

Medin, O., L'état aigu de la paralysie infantile. Arch. de méd. des enfants. 1898.

Meinicke, E., Experimentelle Untersuchung über akute epidemische Kinderlähmung 1910. Deutsche med. Wochenschr. Nr. 15.

Meinicke, E., Praktische Ergebnisse der experimentellen Untersuchungen über akute epidemische Kinderlähmung. Verhandl. d. deutsch. Kongr. f. inn. Med. 1910.

Möbius, in Schmidts Jahrb. **204.** 1884. S. 135.

Money, A., The spinal cord of the recent and old case of infantile palsy. Trans. of the pathol. Soc. London 1884.

Mönckeberg, J., Anatomischer Befund eines Falles von Landryschem Symptomenkomplex. Münchner med. Wochenschr. 1903.

Mott, F. W., Microscopical examination of the spinal cord., peripherical nerves and muscles in a case of acute Poliomyelitis. Fatal termination sixteen days from the onset. Arch. of Neurol. 1899.

Müller, Ed., Über die Frühstadien der spinalen Kinderlähmung. Münchner med. Wochenschr. 1909.

Müller, Ed., Die spinale Kinderlähmung. Berlin 1910.

Müller, Franz, Die akute atrophische Spinallähmung der Erwachsenen. Stuttgart 1880.

Nannestad, Beretning om en epidemi af poliomyelitis anterior acuta i Hvaler laegedistrikt sommeren 1904. Norsk Mag. f. Laegev. 1906.

Netter, A., Fréquence insolite des poliomyélites en France pendant l'été et l'automne 1909. Bull. et mém. Soc. méd. des hôpit. 1909.

Netter, A., Apparition sous forme épidémique de la paralysie infantile à Paris et sa banlieue en 1909. Bull. de l'Acad. de méd. 1910.

Netter, A., Méningites bénignes d'allure épidémique. Bull. et mém. Soc. méd. des hôpit. 1910.

Netter, A., Paralysies infantiles à début méningitique. Formes méningitiques de la maladie de Heine-Medin. Bull. et mém. Soc. méd. des hôpit. 1910.

Netter, A. und **Tinel,** Des modes de début de la poliomyélite aiguë et en particulier de ses formes méningitiques. Congrès de l'Association française de pédiatrie. 1910.

Netter und **Levaditi,** Action microbicide exercée par des malades atteints de paralysie infantile sur le virus de la poliomiélite aiguë. Compt. rend. Soc. biol. à Paris. 1910.

Neurath, R., Ein Fall von infantiler Hemiplegie, kombiniert mit poliomyelitischer Lähmung des zweiten Beines. Wiener med. Presse 1900.

Neurath, R., Über seltenere Knochendeformitäten nach spinaler Kinderlähmung. Wiener med. Presse 1901.

Neurath, R., Klinische Studien über Poliomyelitis. Klinische Untersuchungen an 240 Fällen von spinaler Kinderlähmung. Jahrb. f. Kinderheilk. 61. 1905.

Neurath, R., Beiträge zur Anatomie der Poliomyelitis anterior acuta. Arb. a. d. neurol. Inst. a. d. Wiener Univers. 1905.

Neurath, R., Atypische Poliomyelitisfälle. Wiener med. Wochenschr. 1909.

Neurath, R., Erfahrungen während der Poliomyelitisepidemie 1908/09 in Wien. Wiener klin. Wochenschr. 1909.

Newmark, L., A little epidemic of poliomyelitis. Med. News 1899.

Oppenheim, Zur Encephalitis pontis des Kindesalters, zugleich ein Beitrag zur Symptomatologie der Facialis- und Hypoglossuslähmung. Berliner klin. Wochenschr. 1899.

Oppenheim, H., Lehrbuch der Nervenkrankheiten. 5. Aufl. Berlin 1908.

Oxholm, Tilfaelde af omtrent samtidig optraedende Lammelse hos Börn. Tidskr. f. prakt. Med. 1887.

Packard, F. A., Acute anterior poliomyelitis occuring simultaneously in a brother and sister. J. of nerv. and ment. dis. 1899.

Parrot und **Joffroy,** Note sur un cas de paralysie infantile. Arch. de physiol. norm. et path. 1870.

Pasteur, W., An epidemic of infantile paralysis occuring in children of the same family. Trans. of the clin. Soc. 1897.

Peiper, E., Das Auftreten der spinalen Kinderlähmung (Heine-Medinscher Krankheit) in Vorpommern. Deutsche med. Wochenschr. 1909.

Petrén, K., Till frågan om poliomyelitens kliniska ställning, dess prognos och therapi. Nord. Tidsskr. f. Terapi. 1909.

Petrén, K., und **Ehrenberg, L.,** Études cliniques sur la poliomyélite aiguë. Nouv iconogr. de la Salp. 1909.

Pierracini, G., Una epidemia di paralisi atrophica spinale infantile. Sperimentale 1895.

Pirie, J. Harvey, A case of rapidly fatal acute Poliomyelitis in an adult. Rev of Neurol. and Psychiat. Edinb. 1910.

Platou, E., Nogle oplysninger om en epidemi af poliomyelitis anterior acuta i Aafjorden hösten 1904. Tidskr. f. d. norske Laegef. 1905.

Pleuß, Anton, Über gehäuftes Vorkommen spinaler Kinderlähmung. Inaug.-Diss. Kiel 1898.

Potpeschnigg, Bakteriologische Untersuchungsergebnisse bei Poliomyelitis (Heine-Medinsche Krankheit). Wiener klin. Wochenschr. 1909.

Praetorius, E., Zur pathologischen Anatomie der Poliomyelitis anterior acuta infantum. Jahrb. f. Kinderheilk. 1903.

Prévost, J. L. und **Vulpian,** Observation de paralysie infantile; lésions des muscles et de la moelle. Compt. rend. Soc. biol. à Paris. 1865.

Probst, Über die Folgen der spinalen Kinderlähmung auf die höher gelegenen Nervenzentren. Wiener klin. Wochenschr. 1898.

Rancken, Några fall af „barnförlamning“ behandlade med „banande öfningsterapi“. Finska Läkaresällsk. Handl. 1909.

Raymond, F., Paralysie infantile. Atrophie musculaire. Compt. rend. Soc. biol. 1875.

Raymond, F., Leçons sur les maladies du système nerveux. 2. Paris 1897, O. Doin.

Raymond und **Sicard,** Méningite cérébro-spinale à forme de paralysie infantile, cytodiagnostic. Rev. neurol. 1902.

Redlich, E., Beiträge zur pathologischen Anatomie der Poliomyelitis anterior acuta infantum. Wiener klin. Wochenschr. 1894.

Report of the collective investigation Committee on the New York Epidemic, Epidemic poliomyelitis. Journ. of nerv. and ment. dis. Monograph Serie No. 6. 1910.

Rißler, John., Zur Kenntnis der Veränderungen des Nervensystems bei Poliomyelitis anterior acuta. Nord. med. Ark. 1888.

Rocaz und **Carles,** Paralysie infantile des muscles de la paroi abdominale avec pseudohernie ventrale. Arch. de méd. des enfants. 1908.

Roger und **Damaschino,** Recherches anatomo-pathologiques sur la paralysie spinale de l'enfance. Compt. rend. Soc. biol. à Paris. 1871.

Roger und **Damaschino,** Recherches anatomo-pathologiques sur la paralysie spinale de l'enfance. Rev. de méd. 1881.

Römer, P. H., Untersuchungen zur Ätiologie der epidemischen Kinderlähmung. Münchner med. Wochenschr. 1909.

Römer, P. H., Weitere Mitteilungen über experimentelle Affenpoliomyelitis. Münchner med. Wochenschr. 1910.

Römer, P. H., Epidemiologische und ätiologische Studien über die spinale Kinderlähmung. Verhandl d. deutsch. Kongr. f. inn. Med. 1910.

Römer, P. H. und Joseph, K., Beitrag zur Natur des Virus der epidemischen Kinderlähmung. Münchner med. Wochenschr. 1910.

Römer und Joseph, Über Immunität und Immunisierung gegen das Virus der epidemischen Kinderlähmung. Münchner med. Wochenschr. 1910.

Römer, P. H. und Joseph, K., Spezifisch wirksames Serum gegen das Virus der epidemischen Kinderlähmung. Münchner med. Wochenschr. 1910.

Römer, P. H. und Joseph, K., Beiträge zur Prophylaxe der epidemischen Kinderlähmung. Münchner med. Wochenschr. 1910.

Römer, P. H. und Joseph, K., Zur Natur und Verbreitungsweise des Poliomyelitisvirus. Münchner med. Wochenschr. 1910.

Rossi, Reprises chroniques de poliomyélite aiguë de l'enfance avec apparences de myopathie. Rev. neurol. 1905.

Rossi, Coincidence chez un même malade de la paraplégie cérébrale infantile et de la paralysie spinale infantile. Nouv. iconogr. de la Salp. 1907.

Roth, M., Anatomischer Befund bei spinaler Kinderlähmung. Virchows Arch. 1873.

Rumpf, Beiträge zur pathologischen Anatomie des zentralen Nervensystems. Arch. f. Psychiatrie. 1885.

Russell, J. Risien, The prognosis and treatement of acute anterior poliomyelitis. Med. Soc. Transac. 1908.

Sahli, Zur Lehre von den spinalen Lokalisationen. Deutsch. Arch. f. klin. Med. 1883.

Sander, Über Rückwirkung der spinalen Kinderlähmung auf die motorischen Gebiete der Hirnrinde. Zentralbl. f. d. med. Wiss. 1875.

Schlesinger, H., In Verhandl. der Gesellsch. deutsch. Nervenärzte. III. Jahresvers. Wien 1909.

Schmaus, Beitrag zur Kasuistik der akuten hämorrhagischen Myelitis, Myelitis bulbi und Landryscher Paralyse. Zieglers Beitr. z. Path. u. path. Anat. 1905.

Schultze, Fr., Beiträge zur Pathologie und pathologischen Anatomie des zentralen Nervensystems, insbesondere des Rückenmarks. Virchows Arch. 1876.

Schultze, Fr., Die anatomischen Veränderungen bei der akuten atrophischen Lähmung der Erwachsenen. Virchows Arch. 1878.

Schultze, Fr., Zur Ätiologie der akuten Poliomyelitis. Münchner med. Wochenschr. 1898.

Schultze, Fr., Zur pathologischen Anatomie und Ätiologie der akuten Poliomyelitis und der aufsteigenden (Landryschen) Paralyse. Zieglers Beitr. z. Path. u. path. Anat. 1905.

Schonka, J., Über die Art des Auftretens der infektiösen Poliomyelitis. Das österr. Sanitätswesen. 1909.

Schwalbe, E., Untersuchung eines Falles von Poliomyelitis acuta infantum im Stadium der Reparation. Zieglers Beitr. z. Path. u. path. Anat. 1902.

Schüller, Drei Fälle poliomyelitischer Lähmung einer unteren Extremität mit positivem Babinski. Neurol. Zentralbl. 1905.

Seeligmüller, A., Über Lähmungen im Kindesalter. Jahrb. f. Kinderheilk. 1878 u. 1879.

Seeligmüller, A., Spinale Kinderlähmung. In Handb. f. Kinderkrankh., herausg. von Gerhardt. **5.** 1880.

Siemerling, E., Zur pathologischen Anatomie der spinalen Kinderlähmung. Arch. f. Psychiatrie. **26.** 1894.

Spieler, Zur Epidemie der Heine-Medinschen Krankheit (Poliomyelitis anterior acuta) in Wien 1908/09. Wiener med. Wochenschr. 1910.

Stadelmann, E., Beiträge zur Pathologie und pathologischen Anatomie der Rückenmarkserkrankungen Deutsch. Arch. f. klin. Med. 1883.

Starr, M. Allen, Epidemic infantile paralysis. Journ. of Amer. Med. Assoc. 1908.

Straßburger, Zur Klinik der Bauchmuskellähmungen auf Grund eines Falles von isolierter partieller Lähmung nach Poliomyelitis anterior acuta. Deutsche Zeitschr. f Nervenheilk. 1906.

Strauß, J., The pathology of acute poliomyelitis. In Report of the collective investigation commitee etc. (siehe oben).

Strümpell, A., Über die Ursachen der Erkrankungen des Nervensystems. Deutsch. Arch. f. klin. Med. **35.** 1884.

Strümpell, A., Über die akute Encephalitis der Kinder (Polioencephalitis acuta, cerebrale Kinderlähmung). Jahrb. f. Kinderheilk. 1885.

Strümpell, A., Zur Ätiologie der spinalen Kinderlähmung (Poliomyelitis acuta). Beitr. z. pathol. Anat. u. klin. Med. Leipzig 1887.

Strümpell, A. und **Barthelmes, A.,** Über Poliomyelitis acuta der Erwachsenen und über die Verhältnisse der Poliomyelitis zur Polyneuritis. Deutsche Zeitschr. f. Nervenheilk. 1900.

Takahashi, Y., Ein Fall akut entstandener, doppelseitiger Lähmung des äußeren Okulomotorius und des Trochlearis. Klin. Monatsbl. f. Augenheilk. 1908.

Taylor, E. W., Poliomyelitis of the adult. Journ. of nerv. and ment. dis. 1902.

Taylor, H. L., Is infantil paralysis epidemic? New York Med. Journ. 1897.

Taylor, M., An epidemic of poliomyelitis. Phil. med. journ. 1898.

Tedeschi, E., Paralisi spinale infantile acuta con emiatrofia facciale ed atrofia del nervo ottico. Atti dell' Accademia di Scienze mediche e naturali in Ferrara 1904.

Tiedemann, Poliomyelitis acuta und Meningitis cerebro-spinalis. Münchner med. Wochenschr. 1906.

Triboulet und **Lippmann,** Poliomyélite antérieure aiguë, ponction lombaire, mononucléose. Bull. et Mém. de la Soc. méd. 1902.

Verhandlungen der Gesellschaft deutscher Nervenärzte, 3. Jahresversammlung, Wien 1909. Deutsche Zeitschr. f. Nervenheilk. 1910.

Vulpius, O., Die Behandlung der spinalen Kinderlähmung. Leipzig 1910.

Wickman, Ivar, Studien über Poliomyelitis acuta. Arb. a. d. Path. Inst. d. Univ. Helsingfors. **1.** 1905. Auch separatim Berlin 1905.

Wickman, Ivar, Über die Prognose der akuten Poliomyelitis und ätiologisch verwandter Erkrankungen. Zeitschr. f. klin. Med. 1907. Festschr. f. S. E. Henschen.

Wickman, Ivar, Beiträge zur Kenntnis der Heine-Medinschen Krankheit (Poliomyelitis acuta und verwandter Erkrankungen). Berlin 1907.

Wickman, Ivar, Über die akute Poliomyelitis und verwandte Erkrankungen (Heine-Medinsche Krankheit). Jahrb. f. Kinderheilk. 1908.

Wickman, Ivar, Sur les prétendues relations entre la poliomyélite antérieure aiguë et la méningite cérébro-spinale sous forme epidemique. Bull. et mém. Soc. méd. des hôpit. 1909.

Wickman, Ivar, Weitere Studien über Poliomyelitis acuta. Ein Beitrag zur Kenntnis der Neuronophagen und Körnchenzellen. Deutsche Zeitschr. f. Nervenheilk. 1910.

Wickman, Ivar, Über akute Poliomyelitis und Polyneuritis. Zeitschr. f. d. ges. Neurol. u. Psych. 1910.

Wickman, Ivar, in Verhandl. d. 82. Versamml. d. Gesellsch. deutsch. Naturforscher und Ärzte in Königsberg 1910.

Williams, A case of Strümpell's paralysis (Polio-encephalitis) combined with infantile paralysis. Lancet 1899.

Wollstein, M., A biological study of the cerebro-spinal fluid in anterior poliomyelitis. Journ. of exper. Med. 1908.

Zappert, J., Klinische Studien über Poliomyelitis. Jahrb. f. Kinderheilk. 1901.

Zappert, J., Bemerkungen über die derzeitigen Poliomyelitisepidemien in Wien und Umgebung. Wiener med. Wochenschr. 1908.

Zappert, J., Die Epidemie der Heine-Medinschen Krankheit (Poliomyelitis) von 1908 in Wien und Niederösterreich. Wiener med. Wochenschr. 1909.

Zappert, J., Die Epidemie der Poliomyelitis acuta epidemica (Heine-Medinsche Krankheit) in Wien und Niederösterreich im Jahre 1908. Jahrb. f. Kinderheilk. 1910.

Zappert, J., Organische Erkrankungen des Nervensystems. In Pfaundler und Schloßmann, Handb. f. Kinderheilk. **4.** 2. Aufl. 1910.

Zappert, J., Heine-Medinsche Krankheit, in Verhandl. d. 82. Versamml. d. Gesellsch. deutsch. Naturforscher und Ärzte in Königsberg 1910.